プロブレムQ&A

ゲノム操作・遺伝子組み換え食品入門

［食卓の安全は守られるのか？］

■

天笠　啓祐・著

緑風出版

プロブレムQ&A

目次

プロブレムQ&A

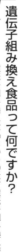

Ⅰ　遺伝子組み換え・ゲノム操作の基礎

Q8 どのような遺伝子組み換え作物が開発されているのですか？ 41
遺伝子組み換え作物には、どのようなものがあるのでしょうか？　穀物や野菜はどうでしょうか？　その種類は増え続けているのでしょうか？

Q9 遺伝子組み換え作物は世界でどのくらい栽培されていますか？　日本では？ 46
世界の農地の中でどのくらい作付されているのでしょうか？　日本では作付されているのでしょうか？　よく試験栽培が行なわれていることは聞きますが？

Q10 遺伝子組み換え作物やゲノム操作作物を開発している企業は？ 50
遺伝子組み換え作物では、よくモンサント社の名前は聞きますが、米国や欧州の企業が多いのですか？　どんな企業が開発したり販売しているのでしょうか？

Q11 どのような性質の遺伝子組み換え作物が作られているのですか？ 54
遺伝子組み換え技術でどのような性質のものに改造するのでしょうか？　除草剤耐性とか殺虫性といった商品があると聞きましたが、どんなものでしょうか？

Q12 日本では遺伝子組み換え稲やゲノム編集稲が試験栽培されているのですか？ 57
私たちの主食のお米まで遺伝子組み換えやゲノム編集は応用されているのでしょうか？　また、どんなものが開発されているのでしょうか？

Q13 遺伝子組み換え食品添加物があるって、本当ですか？ 66
食品添加物まで遺伝子組み換えのものがあるということですが、どんな種類があるのでしょうか？　同じ遺伝子組み換えでも作り方が違うのでしょうか？

Q14 添加物で規制の対象外があるって本当？　安全性に問題はないですか？ 71
遺伝子組み換え食品や添加物は法律で規制されているのに、例外があるということですが、どんなものがあり、なぜ規制されないのですか？

プロブレムQ&A

Ⅱ 遺伝子組み換え・ゲノム編集がもたらす環境への影響

Q15 遺伝子組み換え技術は環境にどのような影響をもたらしているのですか？ 76
遺伝子組み換え作物が栽培され始めると環境への影響が出始めたそうですが、どのようなことが起きたのでしょうか？ なぜ起きたのですか？

Q16 スーパー害虫が出現しているということですが本当ですか？ 83
殺虫毒素によって通常は死ぬ害虫が、死ななくなり始めたということですが、本当ですか？ もし死なないと、どのような影響が生態系で起きるのでしょうか？

Q17 殺虫毒素は様々な水生生物などにも深刻な影響をもたらしていますか？ 89
殺虫毒素が害虫だけでなく、それ以外の昆虫などの生物にも悪い影響をもたらしているって本当ですか？ どのような生物に影響しているのでしょうか？

Q18 遺伝子組み換え作物が新種の微生物を作り出しているって本当ですか？ 94
遺伝子組み換え生物は自然界にない新たな生物ですので、予期しない生物を誕生させることが懸念されていましたが、実際に起きているのでしょうか？

Q19 日本でも遺伝子組み換え種子がもたらす汚染が広がっている？ 97
日本では遺伝子組み換え作物が栽培されていませんが、種子がこぼれ落ちて汚染が広がっていると聞きました。どのような形で拡大しているのでしょうか？

Q20 遺伝子組み換え作物が、農家などに経済的損失をもたらしているのですか？ 105
遺伝子組み換え作物の種子汚染が拡大すると、意図しないでも遺伝子組み換え作物ができてしまうのでしょうか？ 汚染により風評被害もあるのでしょうか？

Q21 インドでは殺虫性綿栽培の経済的損失で農家の自殺者が増えている？ 108
インドでは毎年多くの自殺者が出て社会問題になっていますが、遺伝子組み換え綿がその原因だというのは本当ですか？ どのくらい自殺者がいるのですか？

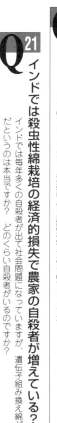

Q22 青いカーネーションやバラが開発されましたが、問題ないのですか？
遺伝子組み換えの花卉が開発されているそうですが、どのような種類の花が開発されているのですか？　花ならば問題はないのでしょうか？ 111

Q23 ゲノム編集技術で作られた作物は環境にどのような影響がありますか？
ゲノム編集で操作した作物の場合、遺伝子組み換え作物が環境にもたらす影響と同じような悪影響があるのでしょうか？　違う影響なのでしょうか？ 115

Ⅲ　ゲノム操作作物・食品

Q24 ゲノム編集でどんな作物がつくられているのですか？
ゲノム編集で操作した作物もすでに市場に出たものがあると聞きましたが、どんな作物でしょうか？　これから小麦や稲など主食にも開発が及ぶのでしょうか？ 120

Q25 ゲノム編集にはどんな問題があるのですか？
ゲノム編集には、どんな問題があるのでしょうか？　遺伝子を操作するのですから、生命体に取り返しがつかない影響が出る可能性はないのでしょうか？ 123

Q26 遺伝子ドライブとは何ですか？　また、どんな問題があるのでしょうか？
ゲノム編集技術の応用に遺伝子ドライブ技術があると聞きました。後代にまで影響が及ぶようにする技術だそうですが、どんな問題があるのでしょうか？ 126

Q27 ＲＮＡ干渉法とはどんな技術ですか？　また、どんな問題がありますか？
ゲノム編集以外にも遺伝子の働きを止める技術があるそうですが、どのような仕組みなのでしょうか？　それにはゲノム編集のような問題はないのでしょうか？ 130

Q28 合成生物学とはどんなものですか？　遺伝子組み換えとの違いは？
生命を人工的に合成しようという取り組みがありますが、どこまで進んでいるのでしょうか？　大変怖いように思いますが、危険はないのでしょうか？ 136

プロブレムQ&A

Q29 新植物育種技術とは何ですか？　どんな種類や問題点があるのでしょうか？
次々と新しいバイオテクノロジーを応用した育種技術が開発されているそうですが、どんな技術があり、どんな問題点を持っているのでしょうか？ 141

Ⅳ 遺伝子組み換え・クローン・ゲノム編集動物

Q30 遺伝子組み換え動物食品もあるのですか？
遺伝子組み換えで作られた家畜や魚など、さまざまな動物食品がすでに作られているのでしょうか？　すでに出回っているものもあるのでしょうか？ 146

Q31 遺伝子組み換え鮭の販売が始まったって本当ですか？
遺伝子組み換え鮭がつくられていると聞きましたが本当でしょうか？　日本にも大量に外国の魚が輸入されていますが、その中に入っているのでしょうか？ 151

Q32 遺伝子組み換え鮭って安全ですか？
遺伝子組み換え鮭がもし養殖場から逃げ出したら環境にどのような影響が出るのでしょうか？　切り身などの形で食べても安全なものなのでしょうか？ 154

Q33 ゲノム編集技術を使った家畜や魚も開発されているのですか？
ゲノム編集でも家畜や魚は開発されているのでしょうか？　もし開発されているとしたら、どのような動物に、どのような改造が行われているのでしょうか？ 157

Q34 遺伝子組み換え蚊が放出されているという話ですが、本当ですか？
遺伝子を改造した蚊を野外で放出するなんて、大変危険だと思うのですが、本当でしょうか？　世界中から非難の声が起きているのではないでしょうか？ 159

Q35 遺伝子ドライブの蚊も開発されているそうですが、本当ですか？
遺伝子組み換えだけでなく、遺伝子ドライブ技術で改造した蚊までもがつくられ放出されようとしているそうですが、そんなことが許されるのでしょうか？ 166

Ⅴ 遺伝子組み換え・ゲノム操作食品の安全性

Q36 クローンと遺伝子組み換えって違うのですか？ 172
バイオテクノロジーのひとつにクローン技術がありますが、遺伝子組み換えとはどのように違うのでしょうか？　現状はどうなっているのでしょうか？

Q37 クローン家畜って今どうなっているのですか？ 177
クローン家畜が活発に作られた時期がありましたが、今はあまり聞かれません。開発の現状はどうなっているのでしょうか？　まだ生まれているのでしょうか？

Q38 ES細胞とiPS細胞とは何ですか？　どんな問題があるのですか？ 180
マスコミなどで、あらゆる組織や臓器を作り出すことができることから万能細胞と呼ばれている、ES細胞やiPS細胞の開発はどうなっているのでしょうか？

Q39 遺伝子組み換え食品は安全ですか？ 186
遺伝子組み換え食品の安全性は確保されているのでしょうか？　さまざまな動物実験が行なわれているそうですが、どんな問題点が指摘されていますか？

Q40 遺伝子組み換え作物に用いる除草剤は安全ですか？ 190
遺伝子組み換え作物が栽培されてから、除草剤の残留が多くなったと聞いています。その除草剤は体内に取り込んでも問題ないものなのでしょうか？

Q41 グリホサートは妊婦や赤ちゃんにも影響があるのでしょうか？ 196
遺伝子組み換え作物に用いられている除草剤が、妊娠しているお母さんや子どもたちへ与える影響が一番心配です。どのような影響があるのでしょうか？

Q42 グリホサートで癌になったという人が訴えた訴訟は、どうなりましたか？ 200
米国ではグリホサートをめぐる訴訟が拡大しているそうですが、判決はすでに出ているのでしょうか？　出ているとすると、どんな判決だったのでしょうか？

Q43 殺虫（Bt）毒素はどのように危険なのですか？ 205
殺虫毒素を摂取すると、どう見ても悪影響が起きそうです。食べ続けていて影響があるとすると、体のどの部分にどのような影響が起きるのでしょうか？

Q44 遺伝子組み換え技術自体も食品に危険性をもたらすのでしょうか？ 208
除草剤や殺虫毒素だけでなく、遺伝子組み換え技術での改造自体もとても安全とは思えません。遺伝子組み換え自体の影響には、どんなことが考えられますか？

Q45 映画にもなったカーン大学の動物実験って、どんなものですか？ 217
フランスで情報を公開しながら行った大規模な動物実験があるそうですが、どんな実験ですか？ そこでどんなことがわかったのでしょうか？

VI 遺伝子組み換え・ゲノム操作食品の規制

Q46 日本では食の安全に関して、どのように規制が行なわれているのですか？ 224
遺伝子組み換え食品の安全性を確保するために、政府はどのような政策をとっているのでしょうか？ それで私達の食卓の安全は守られるのでしょうか？

Q47 日本では環境への影響を食い止めるために、どのように規制していますか？ 229
遺伝子組み換え生物が環境中に出た際に環境を守る仕組みはあるのでしょうか？ もしあったとして、その仕組みで守ることはできるのでしょうか？

Q48 国際条約などでの規制はないのでしょうか？ 234
いま世界全体で規制緩和が進み、安全性がないがしろにされています。改造した生物から環境や食の安全を守るための、国際条約はあるのでしょうか？

Q49 自治体でも独自の規制ができるのでしょうか？ 240
一番身近な行政である自治体にも取り組んでほしいのですが、遺伝子を改造した生物から環境や食の安全を守るための規制を作ることはできますか？

Q50 遺伝子組み換え食品やゲノム操作食品を避けることができるのでしょうか?
遺伝子を改造した生物は、さまざまな食材や添加物になっていますが、とても分かり難いです。私たちはどのようにしたら避けることができるでしょうか? 243

Q51 食品表示の現状はどうなっているのですか?
現在、豆腐、納豆、味噌程度しか表示されておらず、なかなか遺伝子組み換え食品を見分けることができません。いったい表示はどうなっているのでしょうか? 247

Q52 新しい表示制度ができて、遺伝子組み換え食品がより分かりにくくなった?
遺伝子組み換え食品表示制度が改正されると聞いて喜んでいたのですが、むしろ今より表示されなくなってしまうということですが、本当ですか? 252

Q53 種子法が廃止されましたが、どのような影響がありますか?
主要農作物種子法が廃止されたことで、民間企業の開発が加速しそうですが、多国籍企業による遺伝子組み換えやゲノム編集での開発が加速しますか? 255

Q54 世界銀行の報告書が遺伝子組み換え作物を見限ったって本当ですか?
遺伝子組み換え作物には未来がないとずっと言われてきましたが、実際、世界銀行までもが見限ったということを聞きました。それは本当でしょうか? 259

Q55 GMOフリーゾーン運動とはどんなものですか?
遺伝子組み換え作物に対抗して、市民が自分の地域にそのような作物を作らせない地域を宣言させようという運動があると聞きました。どんな運動でしょうか? 263

Q56 大豆畑トラスト運動というのはどのような取り組みですか?
遺伝子組み換え大豆の輸入が始まった際に、それをもたらした低自給率を改善しようと、消費者が提案した運動があるそうですが、それはどんな運動ですか? 267

年表 270

プロブレム Q&A

I

遺伝子組み換え・ゲノム操作の基礎

Q1 遺伝子って何ですか？ ゲノムって何ですか？

遺伝子は生命の設計図といわれていますが、何からできていて、どんな構造をしていますか？ またどのような情報を持ったものなのでしょうか？

遺伝子の本体は、一部のウイルスを除いてDNA（デオキシリボ核酸）と呼ばれるものです。そのDNAはどの生物にも共通で、二本鎖でらせん構造をもっており、その鎖の上に四種類の塩基（えんき）が並んでいます。その塩基の並び方がポイントになります。その並び方に従って、特定のアミノ酸が指定され、並べられていきます。そのアミノ酸がつながったものが蛋白質（たんぱくしつ）です。その蛋白質を作り出す単位を遺伝子（いでんし）といいます。人間には二万強の遺伝子があります。

このように遺伝子は蛋白質をつくるものです。DNAには遺伝子として働いて蛋白質をつくるところと、働いていない部分があります。人間の場合、九割以上が働いていないと見られています。なぜ働いていない部分があるの

遺伝子の語源

遺伝子という言葉は、二〇世紀初め、デンマークの植物生理学者で遺伝学者のヴィルヘルム・ルードヴィッヒ・ヨハンセンが、遺伝子、表現型、遺伝子型という言葉を用いたのが、きっかけである。この時から遺伝子（ジーン、GENE）という言葉が定着していく。彼は、ジーンという言葉を、ダーウィンが用いたパンゲン（PANGENE）の末尾四文字を取り、メンデルの「遺伝の要素」を指す言葉である、とした。遺

かは、まだ解明されたわけではありませんが、最近になり、実は重要な役割を果たしていることが分かってきましたし、けっして働いていないのではないことも分かってきました。それに伴い、一つの遺伝子が複数の機能を持つなど、遺伝子の働きも実に複雑であることが分かってきました。

ではDNAの上に乗った情報がどのように伝えられていくかを見ていきましょう。この場合、塩基の並び方がポイントです。塩基はアデニン(A)、チミン(T)、シトシン(C)、グアニン(G)の四種類です。その塩基は三つが一組になってアミノ酸を指定します。そのアミノ酸が並べられていくことになります。その三つの塩基の並びを遺伝暗号(いでんあんごう)といいます。

塩基が三つで一組の情報となって、まず伝令RNA(メッセンジャーRNA、mRNA)に写されます。これを転写(てんしゃ)といいます。mRNAはリボソームに行きます。次に、その情報に基づいて転移RNA(トランスファーRNA、tRNA)がアミノ酸をつなげていきます。これを翻訳(ほんやく)といいます。こうしてアミノ酸がつながって蛋白質が合成されていくことになります。こうしてつくられた蛋白質が、生体のさまざまな構造になったり、酵素となって物質を分解したり新しい物質を生成して、生命の活動が営まれ

伝子という言葉が使われ出した時代、まだ、その実体はよく分かっていなかった。

アミノ酸

分子内にアミノ基を持つカルボン酸の総称で、全部で約八〇種類ある。遺伝子がアミノ酸を指定し、そのアミノ酸がつながったものが蛋白質である。その蛋白質を構成するアミノ酸は二〇種類余。体内で合成できず、食べものとして摂取しなければいけないアミノ酸を「必須アミノ酸」という。

酵素

生体の細胞内で作られ、化学反応の触媒の働きをする蛋白質のこと。

RNA

リボ核酸のこと。細胞内にあるR

ることになるのです。

遺伝子には、蛋白質を作り出す役割とともに、もう一つの大きな役割があります。遺伝子ですから次の世代に受け継がれていくことになります。遺伝子のもう一つの重要な役割が、このコピーをもたらすこと、自己複製（じこふくせい）というものです。自己複製には二つの意味があります。一つは次々と細胞を複製していくことです。人間の場合、たった一つの受精卵から、三〇兆強もの細胞から成り立つ体全体を形成していきます。体を作り上げるだけでなく、日々、血液やホルモンなどを作り出して生命活動を支えています。もう一つの複製は、親から子へ、子から孫へというように世代を超えて受け継がれていくことです。そのすべてのDNAをゲノムといいます。人間の場合、それぞれの細胞の核の中に二三本の染色体（せんしょくたい）が二組入っており、その染色体にDNAがあります。その二三本の染色体に乗っているすべてのDNAのことをゲノムといいます。そのためすべての遺伝子を指すことにもなります。遺伝子は、DNAという化学物質ですが、単なる物質ではありません。「生命のもっとも基本にあって活動している単位」なのです。研究者は、化学物質であることを強調して、実験・開発を進めてきました。

NAは通常、DNAにある遺伝子の情報に基づいて、アミノ酸をつなぎ蛋白質を合成する。もともと生物の遺伝子はDNAではなくRNAが担っていたと見られ、現在でもウイルスの中には、DNAではなくRNAを遺伝子にしているものがある。なお、RNAを構成する塩基は、DNAでのチミンに代わりウラシル（U）となる。

ホルモン

もともとギリシャ語で「刺激する」という意味の言葉の内分泌物質。血液中に分泌され、ごく微量で臓器や組織の反応を促進したり抑制したりして、体のバランスを保つ上で重要な役割を果たしている。

生命を物質として扱ってきたのです。このような生命の粗雑な扱い方に、遺伝子組み換えやゲノム操作の基本的な問題点があるといえます。

遺伝暗号

		2番目の文字									
		U		C		A		G			
最初の文字	U	UUU	フェニルアラニン	UCU	セリン	UAU	チロシン	UGU	システイン	U	三番目の文字
		UUC		UCC		UAC		UGC		C	
		UUA	ロイシン	UCA		UAA	ナンセンス・コドン	UGA	ナンセンス・コドン	A	
		UUG		UCG		UAG		UGG	トリプトファン	G	
	C	CUU	ロイシン	CCU	プロリン	CAU	ヒスチジン	CGU	アルギニン	U	
		CUC		CCC		CAC		CGC		C	
		CUA		CCA		CAA	グルタミン	CGA		A	
		CUG		CCG		CAG		CGG		G	
	A	AUU	イソロイシン	ACU	スレオニン	AAU	アスパラギン	AGU	セリン	U	
		AUC		ACC		AAC		AGC		C	
		AUA		ACA		AAA	リジン	AGA	アルギニン	A	
		AUG	メチオニン、読み始め	ACG		AAG		AGG		G	
	G	GUU	バリン	GCU	アラニン	GAU	アスパラギン酸	GGU	グリシン	U	
		GUC		GCC		GAC		GGC		C	
		CUA		GCA		GAA	グルタミン酸	GGA		A	
		CUG		GCG		GAG		GGG		G	

RNAレベルの遺伝暗号
フェニルアラニン、ロイシン……はアミノ酸
U、C、A、Gは塩基
AUGはメチオニンを翻訳するとともに、読み始めの暗号でもある
ナンセンス・コドンは意味を持たないとともに、読み終わりも意味する。

遺伝子情報の流れ

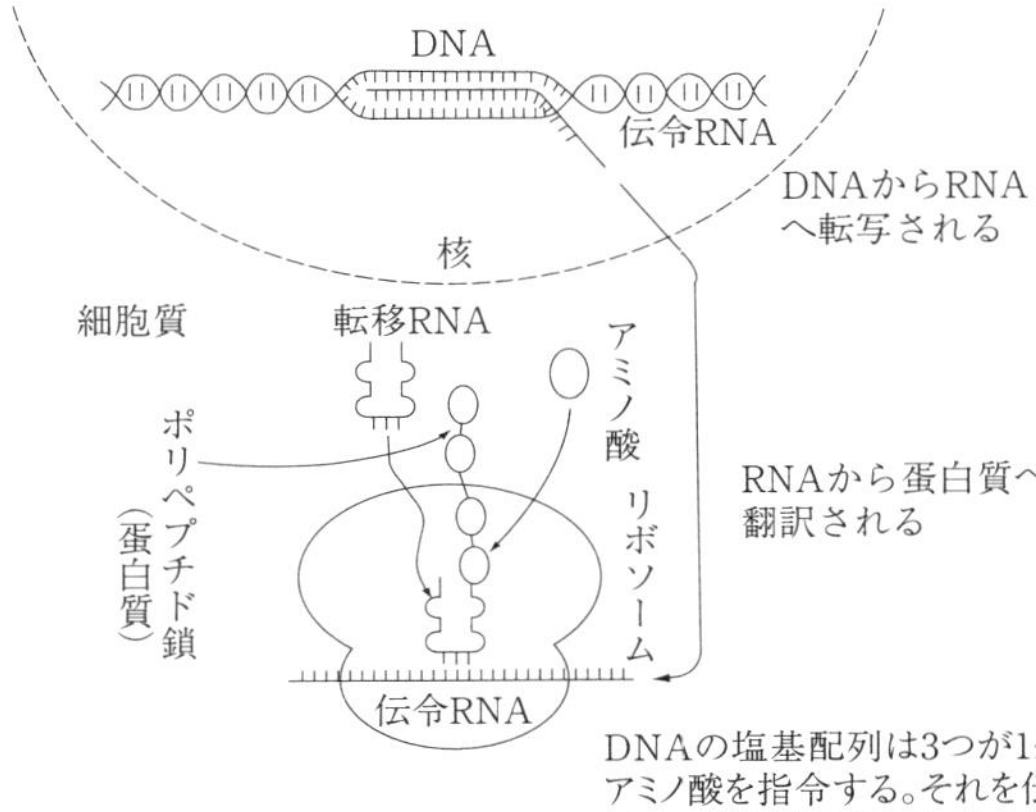

DNAの塩基配列は3つが1組となって、1つのアミノ酸を指令する。それを伝えるのがメッセンジャー（伝令）RNAで、その情報に基づいてアミノ酸をつなげていくのがトランスファー（転移）RNAである。アミノ酸がつながって蛋白質となる。

Q2 バイオテクノロジーとは何ですか？

バイオとは生命とか生物という意味ですね。バイオテクノロジーとは生命を操作する技術のことですか？　遺伝子組み換えやゲノム編集も含まれるのですか？

バイオテクノロジーは、遺伝子、染色体（せんしょくたい）、細胞などを、意図的（いとてき）に操作して、自然の法則ではできなかった生命体をつくり出す技術です。自然界ではありえない新しい生物をつくり出すことから、生物災害を引き起こしたり、生態系に影響したり、食品に応用されたときに安全性に影響が出ることが懸念（けねん）されてきました。

このバイオテクノロジーを応用してつくった食品のことを、バイオ食品といいます。昔から、味噌、醤油、お酒、パン、チーズなど、微生物を利用してつくる食品がありました。また、植物の品種の改良、畜産での掛け合わせによる改良、といった生物改造の試みもありました。昔からあるこれらの技術もバイオテクノロジーであり、食べ物となったときはバイオ食

染色体

細胞分裂の際に、その中心にある核に由来して現れる棒状の物質で、主にＤＮＡとそれを取り巻くヒストンと呼ばれる蛋白質で構成されている。染色できることからその名がつけられた。

品である、と農水省や厚生省の人たちは言ってきました。それは間違っています。

今日いわれているバイオ食品とは、それら従来の自然の法則を利用した食品づくりとは一線を画した、バイオテクノロジーを応用した食品です。「古いバイオ」は自然の摂理を利用したものです。それに対して「新しいバイオ」は、自然界では起きないことを人為的に起こしています。このように、バイオテクノロジーの最大の特徴は、自然界の仕組みではいくら工夫しても不可能なことを、可能にするところにあります。

例えば魚での雌性発生を例に見てみましょう。これまで多少、性比を変えることぐらいはできたかも知れませんが、雌ばかりをつくるのは、いくら工夫してもできませんでした。それを、染色体を操作することで雌ばかりを大量につくり出すことができるようになりました。

クローン動物づくりも同様です。動物では、親子が遺伝的にまったく同じという生命体をつくり出すことは、いくら工夫してもできませんでした。それを体細胞と卵子を組み合わせた操作で可能にしたのです（Q36、37参照）。

雌性発生

魚の受精を操作して、すべて雌だけを誕生させることをいう。魚は生殖行為が体外受精であるため、操作が容易であり、精子の染色体を不活化し、卵子だけの染色体で誕生させると、すべて雌になることを利用している。

クローン動物

遺伝的に同じ生命体を作成することをいう。もともとは植物の挿し木から来た言葉。主に遺伝的に同じ兄弟姉妹を作成する受精卵クローン家畜や、同じ親子を作成する体細胞クローン家畜が開発されてきた。体細胞クローン技術では、卵子の中に体細胞を入れ（クローン胚）、その体細胞の提供者と遺伝的に同じ子どもを誕生させている。

遺伝子組み換え技術も同様です。微生物を例外にして、遺伝子は種の壁を絶対に越えることがありませんでした。遺伝子組み換え技術によって他の生物の遺伝子を無理やり導入して生物を改造することができるようになりました。作物にも、動物や昆虫、他の植物や微生物などの遺伝子を入れて品種の改良が可能になりました。

いま研究者の間で行なわれている、遺伝子組み換えにとって代わろうとしているゲノム編集技術は、遺伝子を壊し、生命体を改造する技術です。従来、放射線や化学物質などで遺伝子を壊し突然変異（とつぜんへんい）を行なうことは行なわれてきましたが、どの遺伝子を壊すか分かりませんでした。たまたま偶然に品種の改良に適した形で壊れたものを選んできました。ゲノム編集では標的とした遺伝子を壊すことができます。そのため品種の改良が容易になったといえます。

生物は保守的です。というのは大変長い時間をかけて今日の姿形があるからです。掛け合わせによる品種の改良にしても、長い時間をかけて行なってきました。バイオテクノロジーは、従来考えられなかった生物の改造を、いとも簡単に短時間で行なうことができるのです。このように不可能なことを可能にすることと、時間を短縮できることにバイオテクノロジーの最大の特徴があるといえます。

バイオテクノロジーの応用が進み、これまで自然界にはなかったものがつくられたり、時間を短縮させたり、偏（かたよ）ったものばかりをつくったりするため、生態系への影響が懸念されています。もちろん食品の安全性を脅（おびや）かすことになります。また、どこまで人間は生命をかってに改造できるのか、という倫理的な問題も提起されています。

Q3 遺伝子組み換えって何ですか？

自然界でも遺伝子組み換えは起きていますね？　それとどう違うのでしょうか？　種の壁を越えてほかの生物の遺伝子を導入することが問題なのですか？

遺伝子組み換えとは、①生命の基本である遺伝子を操作することであり、②他の生物種の遺伝子を導入することです。「組み換え」といっても、従来の遺伝子組み換えでは、言葉の意味の通りに組み換えることはできません。遺伝子を入れるだけの技術です。③しかも、導入した遺伝子の働きを強化し、しかも四六時中働かせており、そのことがさまざまな問題を引き起こしています。遺伝子は、生命の最も基本的な単位です。そこを操作することによって、生命活動の根本的なところを変えることができるようになりました。それは本来ありえなかった、種の壁を越えてほかの生物の遺伝子を導入することで、できるようになりました。種の壁を超えて生命を操作することが可能になったのです。それが遺伝子組み換えです。

人間からは人間の赤ちゃんしか誕生しません。犬からは犬の赤ちゃんしかできません。一見当たり前に見えますが、これが生物の不思議なのです。種の壁を越えて遺伝子は移動しないのです。気の遠くなるような長い時間をかけて出来上がった、自然界を支配している絶対的な秩序です。

その種の壁を越えて遺伝子を移動させる技術が、遺伝子組み換えです。種の壁を越えるということは、自然界の秩序に反することであり、そのため、一九七〇年代中ごろまではできなかったのです。それを可能にしたのです。しかも、通常ですと導入した遺伝子は、その生物には本来不要なものですから働くことができません。それを無理やり働かせ、しかも四六時中働かせるため、導入した生物に負担をかけるのです。それが、生物多様性(せいぶつたようせい)への影響や食の安全に影響してくるのです。

自然にも遺伝子組み換えが起きることがあります。例えば、バクテリオファージ(バクテリアに食らいつくウイルス)の中のラムダファージと呼ばれるものがあります。このファージは、細菌にくっつき中にDNAを注入し、細菌のDNAを利用して増殖します。増殖したファージが細菌を食い破って出てくる際に、細菌のDNAの一部を取り込んで出てきます。これは自

生物多様性

自然の豊かさを示す指標。生物はお互い助け合って生きている。そのため一つの生物種の滅亡が他の種の生存を脅かすことになる。生物種が多く多様であることは自然の豊かさの象徴になっている。

細菌(バクテリア)とウイルス

細菌は、明確な輪郭をもたない核をもつ、ひとつの細胞からなる微生物で、主に細胞分裂で繁殖する。それに対してウイルスは、細菌よりも小さく、独自に生きることはできず、増殖するためには他の細胞を必要とする。

然に起きる遺伝子組み換えです。このラムダファージは、大腸菌に感染すると、大腸菌の中にあるＤＮＡの、ある決められた場所にもぐりこみます。しかも増殖して細菌を食い破って出る際に大腸菌のＤＮＡの一部を一緒に持ち出すため、このような自然に起きる遺伝子組み換えを人為的に引き起こせないかということで始まったのが、遺伝子組み換え技術の出発点でした。

遺伝子は生命の基本であり、その遺伝子を操作すれば、生命の根本を変えることができます。しかし、それは自然の秩序に反することです。しかも、単に導入するだけではありません。導入した遺伝子が強く働くよう操作されているため、高度な構造を持つ遺伝子の働きが攪乱(かくらん)され、生命体に大きな負担を与えます。それがいま大きな問題になっているのです。

なお「遺伝子組み換え」のことをよく「ＧＭ」と略します。Genetically Modified の頭文字をとったもので、遺伝子を改造したことを意味します。また「遺伝子組み換え生物」のことをよく「ＧＭＯ」と略します。Genetically Modified Organism の頭文字をとったものです。Ｏは生物や有機体のことです。欧米ではこのＧＭＯという言葉が頻繁(ひんぱん)に出てきます。本書でもよく、ＧＭあるいはＧＭＯという言い方をします。

ＧＭ　遺伝子操作・遺伝子組み換え・ＧＭ・ＧＥ

遺伝子組み換えの文字について、政府は当初、「遺伝子組み替え」と表現していた。後に「遺伝子組み換え」となり、その後「遺伝子組換え」と変わり、現在に至る。本書では「遺伝子組み換え」で統一している。

現在は、遺伝子組み換え技術といっても、ある遺伝子とある遺伝子を組み換えるような高度の技術はまずできない。そのため、遺伝子を組み換えるのではないため「遺伝子操作」と表現することもある。また、「遺伝子工学」という言い方も行なわれている。その場合、英語でもＧＭではなく、ＧＥ（Genetic Engineering）と表現する。

Q4 遺伝子組み換えってどのように行なうのですか？

種の壁を越えるために、遺伝子の運び屋など様々な道具が使われていますが、それらがどんな役割を果たして、このようなことが可能になったのでしょうか？

遺伝子を組み換えるには、導入する遺伝子を持っている生物、導入先の生物に加えて、いくつかの手段が必要です。特に必要なのが、その遺伝子を運び入れるもの、それにＤＮＡを切ったり貼ったりするものです。

まずは導入する遺伝子（ＤＮＡ供与体）が必要です。例えばトウモロコシに除草剤に強い遺伝子を導入したいと考えれば、その遺伝子を探してこなくてはいけません。現在は、主に除草剤に耐性を持った細菌から見つけ出した遺伝子を用いています。

次にその遺伝子を、種の壁を越えて他の生物の細胞に入れるためのベクター（運び屋）と呼ばれるものが必要です。このベクターは通常、細胞の中に入ったり、外に出たりすることが、自在にできなければいけません。現在最もよく用いられているのが、アグロバクテリウムという、植物にこぶを作り出す細菌のプラスミド（細胞の核にある遺伝子とは別の核の外にある遺伝子）を用いています。この方法をアグロバクテリウム法といいます。その他にも金の微粒子にDNAを貼り付けて直接打ち込む「パーティクルガン法」という、大変粗雑な方法もあります。

目的とする遺伝子をつなげたベクターを、他の生物（例えばトウモロコシ）の細胞（宿主）に導入します。それによってトウモロコシにはできなかった、除草剤に強い遺伝子がつくりだす蛋白質ができるようになり、生物の性質を変えることができます。

遺伝子を切ったりつなげたりするのに酵素が必要です。切るのが制限酵素、つなげるのが連結酵素といわれるものです。遺伝子のノリとハサミの役割を果たしています。種の壁を越えるために、遺伝子だけを入れてもまったく働いてくれません。無理やり働かせなければいけません。そのために、導入した細胞が本来もっている遺伝子影響を受けずに、独立して強く働くようにする遺伝子（プロモーター）が、導入する遺伝子（DNA供与体）の前につけられます。これらの手段を用いて遺伝子組み換えが行なわれます。

最もポピュラーな遺伝子組み換えの方法は、宿主（しゅくしゅ）に大腸菌を用い、ベクターにプラスミド（核外遺伝子）を用いるものです。目的とする遺伝子（DNA供与体）を切り出し、プロモーターをくっつけて、プラスミドにつなげます。プラスミドは大腸菌を自由に出入りできるため、このような実験に大変好都合なのです。

その宿主に大腸菌の代わりに、トマトやジャガイモなどを用いたものが、遺伝子組み換え作物です。遺伝子組み換えによって、これまで自然界にはなかった生物ができます。それは生命の基本を操作するという、神の領域に人間が手をつけたことを意味します。はたしてこのようなことは、許されるのか。もし許されるとしたらどこまでの操作か。そのような線引きは、まだありません。

また、安全性や倫理面での議論は、研究者や企業、政府関係者以外の人がかかわったことはほとんどありません。

遺伝子組み換え実験手技概念図

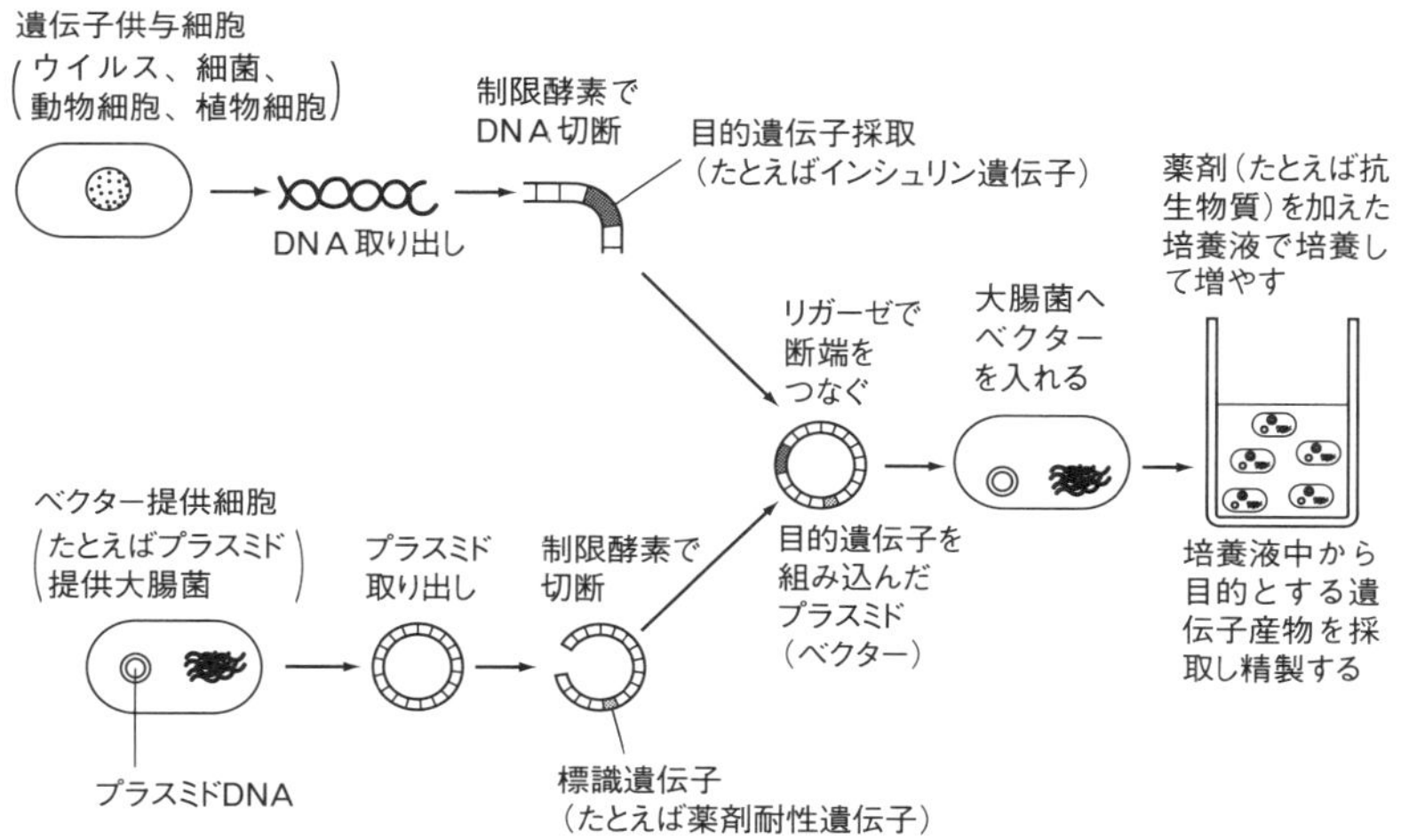

一般市民・消費者はいつも議論の枠外に置かれていました。これまでも研究・開発を推進したい人達によって、進められてきましたし、現在もそのままです。

遺伝子組み換えトマト

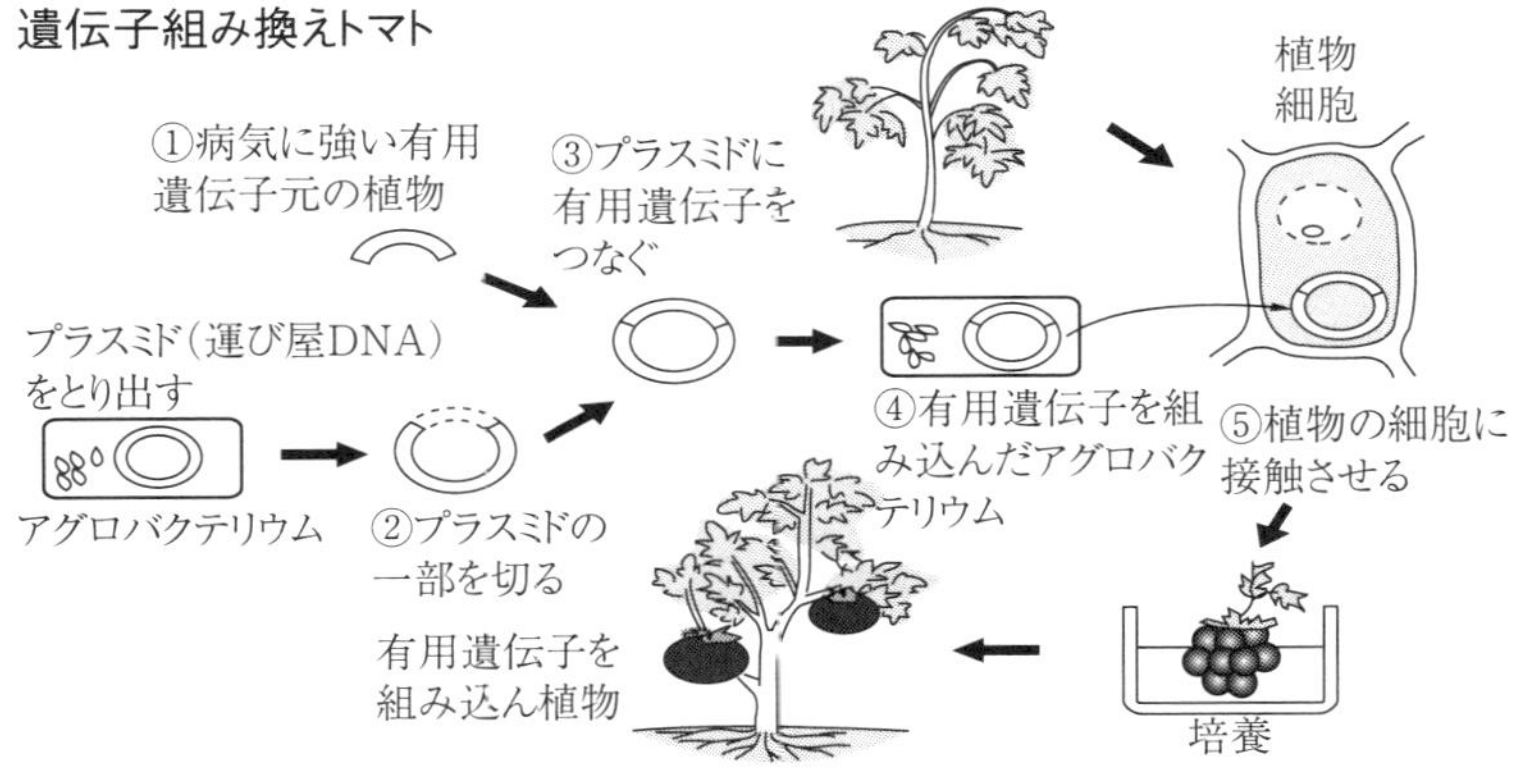

Q5 ゲノム編集って何ですか?　どうやって操作するのですか?

新しい遺伝子操作技術として、ゲノム編集という言葉がよく聞かれるようになりました。どのように遺伝子を操作して、生命体を改造するのですか?

ゲノム編集は、目的とする遺伝子を壊す技術です。働きを壊したい遺伝子のDNAを切断して、その働きを壊すのです。第一のポイントが、目的とする遺伝子にまで切断する「ハサミ」を運ぶ手段が開発されたことにあります。その運び屋が「ガイドRNA」と呼ばれるものです。DNAを切断するハサミの役割を果たしているのが「制限酵素（せいげんこうそ）」で、それらを組み合わせた技術です。

このように、目的とする遺伝子まで制限酵素を運び、その遺伝子を特定の個所で切断するのですが、目的の遺伝子に誘導する手段と制限酵素の違いによって、第一世代「ZFN（ジンク・フィンガー）法」、第二世代「TALEN（タレン）法」、第三世代「CRISPR／Cas（クリスパー・キャ

ゲノム編集概念図

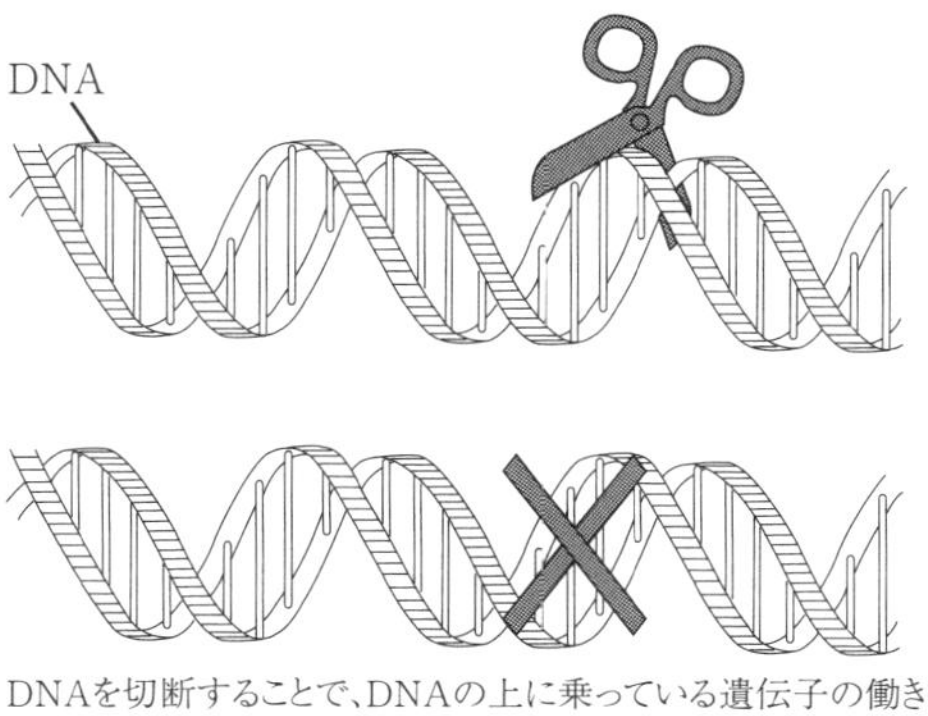

DNAを切断することで、DNAの上に乗っている遺伝子の働きを〝壊す〟

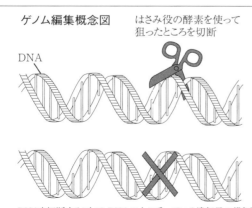

ス）法」の三つの方法があります。第三世代のＣＲＩＳＰＲ／Ｃａｓ法が登場して、容易な技術になり拡大しました。とくにＣＲＩＳＰＲ／Ｃａｓ９の登場は大変大きなものがありました。

これまでも遺伝子組み換え技術を用いて、遺伝子の働きを止める技術がありました。このように遺伝子の働きを止めることを「ノックアウト」といいます。これまでのノックアウト技術は複雑な操作が必要であり、ピンポイントで目的とするところを止めることは容易ではありませんでした。それがゲノム編集の第三世代「ＣＲＩＳＰＲ／Ｃａｓ」が登場して、容易にできるようになり、一挙に応用が拡大したのです。一九七〇年代に、それまで複雑な操作を必要とした遺伝子組み換え技術が、容易になることで一挙に普及するとともに、応用が広がっていったのと、よく似ています。

制限酵素を用いてＤＮＡを切断するのですが、切断されたままだと細胞は死んでしまうため修復する機能がそなわっています。その修復の際、たいていの場合、遺伝子の働きは止められます。もし、自然修復して元通りになり、また遺伝子が働いた場合、再び制限酵素が働いて切断し、遺伝子の働きが止まるまで切り続けるのです。

ガイドＲＮＡ（ｇＲＮＡ）

ＲＮＡにはさまざま種類がある。その中でＤＮＡの切断したい個所に案内する役割を果たしているＲＮＡをいう。

制限酵素

ＤＮＡを切断する酵素。細菌がウイルスから身を守るためにウイルスのＤＮＡを切断するために存在する。この酵素の発見で、遺伝子組み換えやゲノム編集ができるようになった。

ノックアウト

特定の遺伝子を欠損や変異により機能させなくすること。

ノックイン

ＤＮＡの特定の個所に遺伝子を挿入すること。遺伝子組み換えは挿入個所を指定できないが、ゲノム編集では特定の個所に挿入するためノックインという。

DNAを切断することで突然変異(とつぜんへんい)が起きて働きが止められることになりますが、それ以外に操作した形跡は残りません。そのため、操作した結果で起きた変異か、自然に起きた変異かが区別がつかないため、結果からは操作したかどうかが分かり難いのです。そこが問題点の一つになっています。

ゲノム編集を用いて現在、動物で最も多く応用が進んでいるのが、ミオスタチンという筋肉を制御する遺伝子の破壊です。この遺伝子を破壊すると、筋肉の成長が止まらないため、早く成長して筋肉もりもりの魚や家畜ができます。自然界にもごく稀(まれ)ですが、この遺伝子が壊れた牛がいます。結果から見ますと、両者に区別はありません。しかし自然界で起きるのはごくまれ稀(まれ)まれなケースで、いってみれば遺伝病にあたります。ゲノム編集ではその遺伝病を意図的につくり出すことになります。その差は大きいといえます。

この技術はまだ応用の途上です。現在、当面は、遺伝子の働きを止める技術として応用が広がっています。さらに

ゲノム編集の仕組み

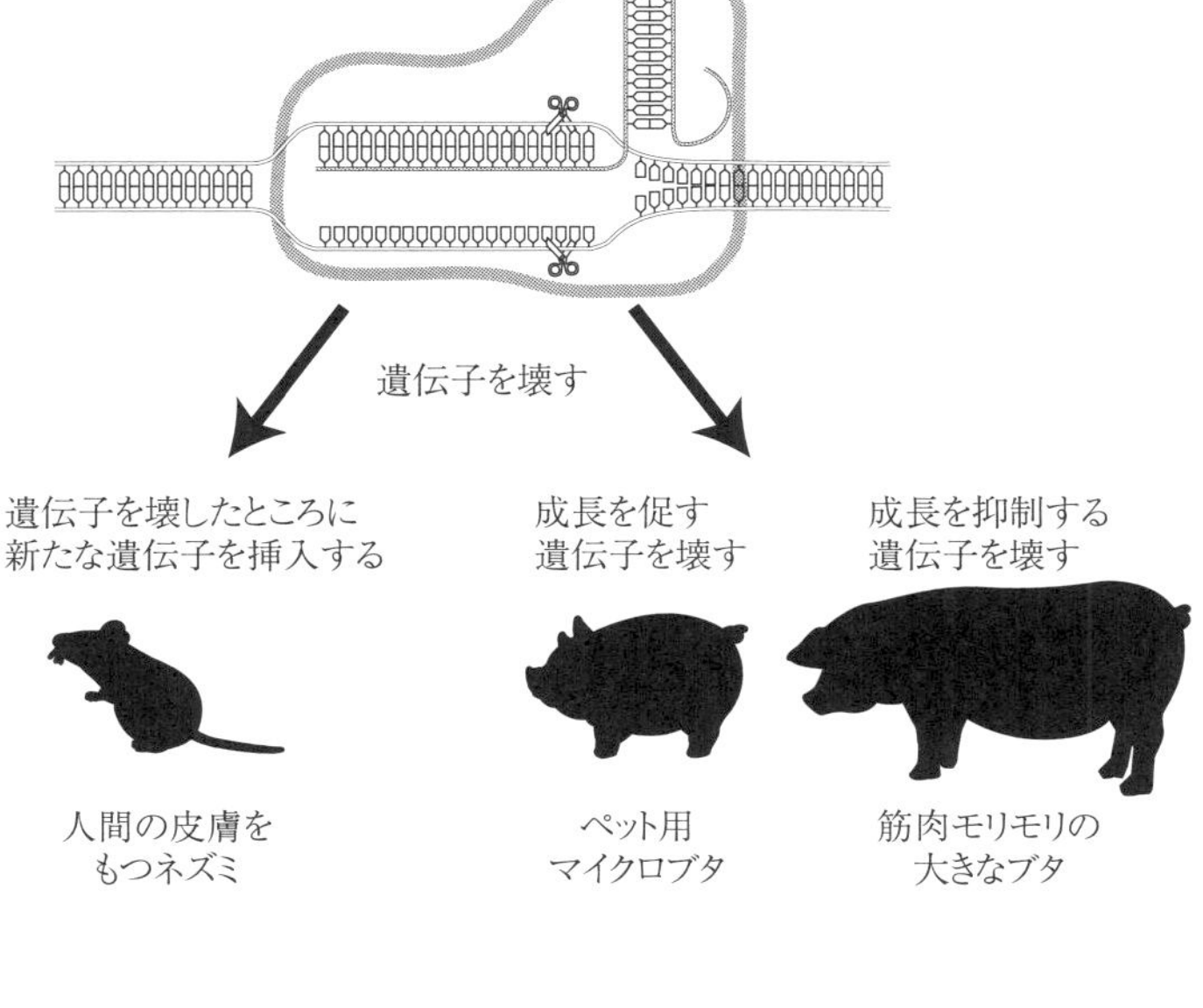

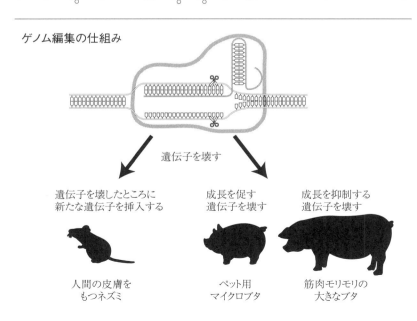

それに加えて、DNAを切断した個所が修復する際に、その部分に遺伝子を挿入(そうにゅう)することもできます。これを「ノックイン」といいます。ノックインの場合、特定の個所の遺伝子を止めて、その個所に新たな遺伝子を挿入することで、これまでの遺伝子組み換え技術ではできなかった、文字通りの遺伝子の入れ換えが可能になり、こまめな遺伝子操作が可能になります。

例えば将来的に、ネズミの皮膚を作る遺伝子を止めて、人間の皮膚を作る遺伝子を挿入すると、人間の皮膚を持ったネズミを誕生させることができるかもしれません。医薬品メーカーや化粧品メーカーなどが、喉から手が出るほど欲しい実験用動物です。このように自在に遺伝子を操作できるため、この技術を「ゲノム編集」と呼んでいるのです。

遺伝子操作食品の開発も、これまでの遺伝子組み換えからゲノム編集へと大きく流れが変わる可能性が強まりました。しかし、安全性などの議論はもちろん、社会的合意もないまま、技術だけが独り歩きし始めているといってもいいでしょう。簡単になった技術ですが、その結果、大変深刻な事態もあり得ます。技術の簡単さと結果の重大さの差が、この技術の問題点のもう一つです。

ゲノム編集技術の３世代

第一世代	ZNF（ジンク・フィンガー）法（1996年）	ZNF蛋白質＋制限酵素FokIの融合蛋白質
第二世代	TALEN（タレン）法（2010年）	TALEN蛋白質＋制限酵素FokIの融合たんぱく質
第三世代	CRISPR/Cas9（クリスパー・キャスナイン）法（2012年）	ガイドRNA＋制限酵素Cas9のRNA誘導型たんぱく質

ZEN蛋白質、TALEN蛋白質、ガイドRNAが目的とする遺伝子の個所への案内役
FokI、Cas9の制限酵素がDNAを切断するハサミ

Q6 クリスパー・キャス9って何ですか？

ゲノム編集技術では、従来の遺伝子組み換えでは聞いたことがないような用語が用いられていますが、どんなもので、どんな役割を果たしているのですか？

ゲノム編集には第一から第三世代があり、その中の第三世代であるCRISPR／Cas9（クリスパー・キャスナイン）が登場して、操作が容易になり、この技術が一挙に拡大しました。CRISPR／Cas（クスリパー・キャス）にはさまざまな種類があります。Casには数十種類があり、その中で第九番目の酵素が用いられています。

第一世代と呼ばれるZFN（ジンク・フィンガー）法は一九九六年に開発された方法で、ZFNタンパク質と制限酵素のFokIを融合したたんぱく質が用いられています。第二世代と呼ばれるTALEN（タレン）法は二〇一〇年に開発された方法で、TALENタンパク質と制限酵素FokIの融合たんぱく質が用いられています。この融合たんぱく質を人工制限

CRISPR／Cas9

二〇一二年にこの方法が開発されたことで、簡単にDNAを目的とする個所で切断できるようになった。切断酵素がCas9で、目的とする場所に持っていく役割を果たすのが、ガイドRNAである。細胞に導入するのにプラスミドやmRNA（メッセンジャーRNA）を用いることが多い。

ZFN法

一九九六年に開発された方法で、DNAを切断する酵素がFolkI

酵素とも呼んでいます。これらの技術は、操作が複雑で職人技が必要でした。しかし、第三世代のＣＲＩＳＰＲ／Ｃａｓ９（クリスパー・キャスナイン）法が二〇一二年に開発されて、実に簡単な操作になったことから普及しました。現在、ゲノム編集技術というと、このＣＲＩＳＰＲ／Ｃａｓ９法を指すといっても過言ではなくなりました。この方法は、ガイドＲＮＡと制限酵素Ｃａｓ９を組み合わせたもので、これまでの二つのたんぱく質を融合したたんぱく質とは異なり、「ＲＮＡ誘導型（ゆうどうがた）たんぱく質」と呼ばれています。

いずれにしろ目的とした遺伝子を、制限酵素を用いて切断して、突然変異を起こさせて壊す技術ということができます。遺伝子の働きを壊すことで何ができるのでしょうか。前問での答で述べたように、ミオスタチン遺伝子という筋肉を制御する遺伝子を破壊すると、筋肉の発達が制御できなくなるため、成長が早く筋肉が盛り上がった動物が誕生します。すでに真鯛やトラフグといった魚や、牛や豚などの家畜に応用されています。また逆に、成長ホルモンの受容体遺伝子を壊すことで成長ホルモンが働かないため、小さなままの豚「マイクロブタ」も作られています。

で、目的とする個所に運ぶのがＺＮＦタンパク質である。ＺＮＦのＺは亜鉛で毒性があり、切断個所に運ぶ際に間違いがあることから、普及してこなかった。細胞に導入するのにプラスミド、ｍＲＮＡ、ウイルスベクターなどを用いる。

ＴＡＬＥＮ法

二〇一〇年に開発された方法で、ＤＮＡを切断する酵素がＦｏｋＩで、目的とする個所に運ぶのがＴＡＬＥＮタンパク質である。ＺＦＮ法に比べて間違いが少ないことから普及した。現在はＣＲＩＳＰＲ／Ｃａｓ９に取って代わられつつある。細胞に導入するのにプラスミドやｍＲＮＡを用いる。

生物は調和と一定の状態の維持で成り立っています。遺伝子は、その生命体に調和をもたらし、バランスをとるように働き、行き過ぎは制御する仕組みがあります。ですから、異常事態にならなくてすむのです。一方で成長を早める仕組みがあると思うと、他方で成長を抑える仕組みがあり、一定の状態を保つようになっています。そのような仕組みを「ホメオスタシス（定常性）」といいます。その仕組みに介入すると、コントロールを失うため、このような操作が可能になりますが、しかし、生命のもっとも大切な仕組みを人為的に破壊してしまうことになるのです。このことが、この技術の最大の問題点といえます。

では、この技術を容易にした第三世代の技術である「ＣＲＩＳＰＲ／Ｃａｓ９」とは、いったいどんな技術なのでしょうか。この技術は、細菌の防御（ぼうぎょ）システムに眼をつけたものです。どのようなシステムかというと、細菌が侵入してきたウイルスから身を守る働きです。ウイルスは細菌に感染すると、ＤＮＡの形で細菌内のＤＮＡに潜（もぐ）り込み、じっとして時期を待ちます。そして細菌のＤＮＡを利用して自分を増殖し、細菌を食い破って多数のウイルスが外に出てきます。ウイルスがもつ生き残るため、増殖するための戦略です。そのためウイルスが潜り込むと細菌自体の生存が危うくなります。

そこで働くのが、「ＣＲＩＳＰＲ／Ｃａｓ」の仕組みです。細菌は、ウイルスが感染すると、その侵入したウイルスのＤＮＡを認識し、ＣＲＩＳＰＲ内に取り込み、Ｃａｓ酵素で切断して無効にします。この仕組みを、遺伝子操作に利用できると考えたのです。

現在、このＣＲＩＳＰＲ／Ｃａｓ９は、人間も含めた動物に対しては受精卵に直接導入する（マイクロマニピュレーター）方法が用いられています。しかし、植物の場合は、種子に直接入れることができず、細胞には厚い壁があるためここでも直接導入することができません。そのため従来の遺伝子組み換え技術の方法であるアグロバクテリウム法やパーティクルガン法を用いています。

Q7 遺伝子組み換え食品って何ですか?

遺伝子組み換え食品というのは、遺伝子組み換え技術で改造された生物そのものだったり、改造された生物を利用して作った食べものだったりするのですか?

遺伝子組み換えとは、すでに述べましたように、種の壁を越えて異なる生物種の遺伝子を導入し、生物を遺伝的に改造する方法です。そのような技術を用いて開発された作物が「遺伝子組み換え作物」であり、それが食品になったのが「遺伝子組み換え食品」です。これまで自然界には存在しなかった作物ですし、これまで口にしたことがなかった食品です。

遺伝子組み換え食品の現状は、①日本人が米国などの作付け国の人と並んで、世界で最も食べている、②食品としての安全性に疑問がある、③生態系(環境)に悪影響が出ている、④多国籍企業による種子独占(食料支配)をもたらしている、という四点に集約できます。

私たちの食卓には、いま、たくさん遺伝子組み換え作物を原料にした食品が並んでいます。しかし、多くの消費者がその事実を知りません。なぜ、たくさん食べているといえるかというと、日本が世界で最も遺伝子組み換え作物を輸入している国だからです。それは食料自給率が低く、遺伝子組み換え作物を多く栽培している米国・カナダ・ブラジル・オーストラリアへの依存度が高いためです。そのため、日本の消費者が、世界で最も遺伝子組み換え食品を食べている国民のひとつになってしまったのです。

私たちの食卓に入ってくる遺伝子組み換え食品は、作物としてはトウモロコシ、大豆、ナタネ、綿の四作物です。一時パパイヤが出回り、現在も時々市場で見ることができますが、ごくわずかです。そのパパイヤを除いた四作物は、いずれも大半が食用油か家畜の飼料となっています。また、その油を使ったマヨネーズやマーガリンなどが作られており、あるいは醤油やコーンスターチなど加工度の高い食品になっています。またコーンスターチからはブドウ糖果糖液糖（あるいは果糖ブドウ糖液糖）といった異性化液糖（いせいかえきとう）、デキストリン、醸造用アルコールなど、なお数多くの食材や食品添加物が作られています。食品添加物（しょくひんてんかぶつ）の中には「カラメル色素」「キシリトール」のように原料をトウモロコシに依存しているものがありま

食品添加物

食品の製造過程で、加工や保存、着色、着香などを目的に加えられるもの。もともとは必要がなかったが、食品の工業化、スーパーやコンビニなどの増加による食品流通の変化、長距離輸送などが原因で増加してきた。

す。そのトウモロコシのほとんどが米国からきており、そのほとんどが遺伝子組み換えですから、必然的に遺伝子組み換え食品添加物となります。それらの食品や添加物には表示がないため、遺伝子組み換え作物が原料として使われていても、ほとんどの人がそれを知らずに食べているのです。

このように遺伝子組み換え作物は、多数の食品や添加物に用いられ、私たちは日常的に口にしているにもかかわらず、大半の消費者が遺伝子組み換え食品を食べている実感をもっていません。それは食用油や油製品を始め、表示義務のない食品があまりにも多いためです。

それに対して豆腐や納豆、味噌などには食品に遺伝子組み換え大豆を使ったかどうかを表示する義務があるため、メーカーは積極的に遺伝子組み換えでない大豆を用いています。表示だけ見ると、私たちは遺伝子組み換え食品を食べていないように思います。しかし、それは違うのです。大半の消費者が、いま多種類で多量の遺伝子組み換え食品を知らずに食べているのです。

また、遺伝子組み換え微生物を用いて作られた「食品添加物」も多く使

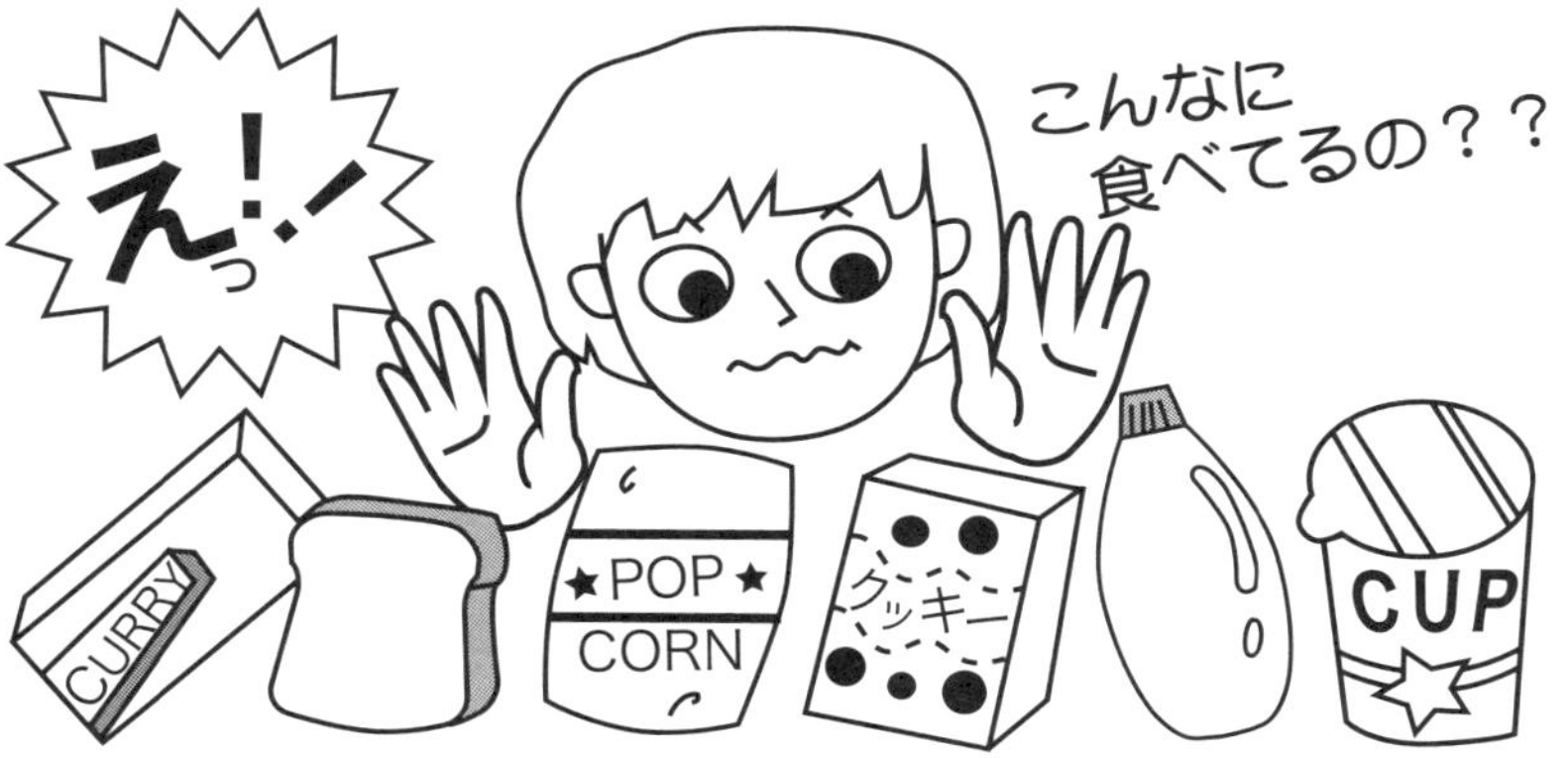

われています。例えば、「調味料（アミノ酸等）」「ビタミンB_2」などがそれに当たります。調味料（アミノ酸等）は、商品名「味の素」であり、同社が遺伝子組み換えの方法を変えることで、量産化が進みました。

その他には、カナダと米国で初めての遺伝子組み換え動物食品である「巨大鮭」が流通しています。また、米国では新たにゲノム編集で開発したナタネやジャガイモなどの栽培が始まっています。

味の素

味の素（グルタミン酸ナトリウム）は、以前は蛋白質を分解する方法で作っていたが、現在は発酵法に転換されたため、大幅なコストダウンが図られたという。細菌が体内で大量にグルタミン酸を作り、体外へ漏出させるという方法である。他のアミノ酸も、発酵法が用いられるようになったという。

Q8 どのような遺伝子組み換え作物が開発されているのですか？

遺伝子組み換え作物には、どのようなものがあるのでしょうか？　穀物や野菜はどうでしょうか？　その種類は増え続けているのでしょうか？

現在、日本で流通している遺伝子組み換え作物は、Q7で述べたように、トウモロコシ、大豆、ナタネ、綿の四作物です。そのほかに、以前ジャガイモが出回ったことがありますが、現在は出回っていません。まだ稲や小麦は基本的に栽培されていないことになっていますが、小麦の場合、繰り返し米国やカナダで違法栽培が確認されており、いったん汚染が起きるとコントロールが難しくなることが示されています。

また、稲の場合は中国で違法栽培が広がっています。その中国の違法栽培に対して米国が手を差し伸べました。米国政府のFDA（食品医薬品局）が二〇一八年一月九日、中国で違法栽培が拡大している遺伝子組み換え稲を安全と評価して、米国への輸入や米国内での栽培を承認しました。この

遺伝子組み換え小麦汚染事件

二〇一三年五月二十九日、米国農務省は、同国オレゴン州の農場から得られた小麦を検査したところ、モンサント社の除草剤耐性小麦であったと発表した。確認されたのは、モンサント社の除草剤耐性小麦で、二〇〇五年には同社は撤退を表明し、栽培試験を終了させていたものである。八年ぶりに見つかり、その間、市場に流れていた可能性が高い。オレゴン州は、小麦の一大生産地であり、その九割が輸出されており、日本にも入ってきている。日本や韓国

遺伝子組み換え稲は、中国湖北省武漢にある華中農業大学が開発した殺虫性（Bt）稲で、中国では安全審査を通過していますが、栽培は認められていません。また世界各国で未承認作物として廃棄や積戻しの措置が取られています。米国での承認は、中国での違法栽培稲の米国内への輸入を認めたことになります。

　遺伝子組み換え稲をめぐっては、フィリピンにあるＩＲＲＩ（国際稲研究所）によって、ビタミンＡの前駆体（ぜんくたい）であるベータカロチンを多く作らせるようにした「ゴールデンライス」が開発され、バングラデシュで栽培直前の状況にあります。

　その他には、米国でアルファルファとテンサイが栽培されており、すでに日本に飼料として入っている可能性があります。アルファルファは、大半が家畜の飼料として用いられますが、健康ブームに乗って、生食（なましょく）の「もやし」として食べる人が増えており、出回り始めると生食として登場する可能性があります。テンサイは砂糖の原料で、やはり飼料として出回っています。またバイオエタノールの原料としても期待されており、この間のバイオ燃料ブームが引き金になって、栽培が広がる可能性もあります。そ

などは直ちに一時輸入を停止するなど、世界中に波紋が広がった。

遺伝子組み換え小麦自生事件

　二〇一八年六月十四日、カナダ政府食品検査局（ＣＦＩＡ）はアルバータ州でモンサントの除草剤耐性小麦の自生が確認されたことを発表した。除草剤の散布から生き残った農村道路の近くで発見されたもの。この遺伝子組み換え小麦は以前モンサントが行なっていた試験栽培地から三〇〇㎞も離れており、なぜこの地に自生していたか不明だということである。この時も日本や韓国などは直ちに一時輸入を停止するなど、また世界中に波紋が広がった。

ゴールデンライス

　またの名をビタミンＡライスと呼ぶ。ビタミンＡの前駆体のベータカ

の他には、米国でカボチャの一種であるスカッシュやリンゴが栽培され流通しています。

　このリンゴは、カナダのオカナガン社（Okanagan Specialty Fruits）が開発した皮をむいても変色しないリンゴです。米国内で栽培・収穫され、二〇一七年二月から米国中西部のスーパー一〇店舗で販売が始まり、その後アマゾンがこのリンゴの通信販売を始めました。

　これまでは輸入作物について述べてきましたが、国産の遺伝子組み換え作物も登場しました。それは遺伝子組み換えトマトで、食品としての安全審査をへて、承認されました。このトマトは、トマト自体を食べるのではなく、トマトを用いて「ミラクリン」を生産し、そのミラクリンを食べるというものです。ミラクリンは、アフリカ原産アカテツ科の低木の実ミラクルフルーツに含まれる酸味を甘味に感じさせる糖たんぱく質です。このような作用を甘味誘導作用といいます。この成分を食品に添加すると糖の摂取を抑えられるため、健康食品などへの応用が目的とされているようです。日本ではミラクルフルーツの栽培が難しいため、トマトに生産させることになったと、説明されています。トマトは、閉鎖系の植物工場で栽培

ロチンを多く含むように遺伝子を組み換えたイネ。ベータカロチンは体内に摂取されるとビタミンAになる。ベータカロチンが増量されているため、お米が少し黄色みを帯びるため、この名がつけられた。

する予定だといいます。開発したのは筑波大学教授・江面浩らの研究チームで、これまで植物工場に適したトマトの開発や、効率の良いミラクリン製造法の開発を進めてきました。

食品の安全性では、どのような問題点があるかというと、第一に、ミラクルフルーツにある場合と、トマトにある場合ではミラクリンは同じではないはずです。そのためトマト由来のミラクリンについて安全性が問われます。第二に、ミラクリンを大量に含むトマトの誕生であることから、明らかに実質的同等の考え方が通用しませんし、導入した遺伝子や、ミラクリンを大量に含むことで、トマト自体に意図しない変化が起きている可能性があります。

中国は米国と並ぶ遺伝子組み換え大国になる可能性があります。現在、違法栽培されている稲以外に、パパイヤ、ポプラ、トマト、ピーマンが栽培されています。

現在、遺伝子組み換え技術が作り出している作物の性質としては、主に除草剤に抵抗力を持った「除草剤耐性作物」、作物自体に殺虫能力を持たせた「殺虫性作物」の二種類が作られています。

除草剤耐性作物とは、ラウンドアップやバスタ、ジカンバ、2,4-Dといった特定の除草剤に抵抗力をもたらした作物です。これらの除草剤は、植物をすべて根こそぎ枯らすため、それに対して耐性をもたらすと、除草剤をまいた際に作物以外の雑草をすべて枯らすことができ、省力効果が大きいとされてきました。

殺虫性作物は、Bt菌という殺虫毒素をもつ細菌から殺虫毒素を作る遺伝子を取り出し作物に導入したもので、作物自体に殺虫能力を持たせたものです。米国ではこの作物自体が農薬登録されています。またBt毒素を用いていることから、殺虫性トウモロコシを「Btトウモロコシ」あるいは「Btコーン」と言ったりします。作物自体に殺虫能力をもたせることで、殺虫剤をまかなくてすみ、これも省力効果が大きいとされてきました。

現在、除草剤に枯れない雑草の増加や、殺虫毒素で死なない害虫の増加で、この省力効果が大きく減少しており、社会問題化しています。

Bt菌

殺虫毒素を持つバクテリア（細菌）。とくに鱗翅目（りんしもく）と呼ばれるチョウやガの幼虫に対して毒性を発揮する。ドイツのチューリンゲンで発見されたため、バチルス・チューリンゲンシスと名付けられ、その頭文字をとってBt菌と呼ばれている。

Q9 遺伝子組み換え作物は世界でどのくらい栽培されていますか？　日本では？

世界の農地の中でどのくらい作付されているのでしょうか？　日本では作付されているのでしょうか？　よく試験栽培が行なわれていることは聞きますが？

世界での遺伝子組み換え作物の栽培面積は、毎年ＩＳＡＡＡ（国際アグリバイオ技術事業団）によって発表されています。それによると、一九九六年に栽培が始まり増え続けてきましたが、ここ数年で見る限りわずかながら増えているものの、頭打ちの傾向があります。主要栽培国での栽培は行き詰まりを呈しており、栽培国もルーマニア、ブルキナファソが栽培を止めるなど減少に転じており、作物の種類も四作物がほとんどで、とても拡大傾向にあるとは言えません。とくに五大栽培国である米国、ブラジル、アルゼンチン、カナダ、インドのうち、ブラジルを除く栽培国での行き詰まりは顕著（けんちょ）です。

裏返すと、わずかでも作付面積が増えている要因は、ブラジルでの拡大

ＩＳＡＡＡ（国際アグリバイオ事業団）
　遺伝子組み換え作物を推進するために、バイテク業界によって作られた国際的な非営利の組織。毎年、年次報告が出され、遺伝子組み換え作物の現状が報告されている。

があげられます。同国では作付面積が増加し続けていますが、それは熱帯雨林を燃やすのと深く関係しています。熱帯雨林の消失はいま、歯止めがきかなくなっています。まず燃やして牛肉生産などの目的で牧場にします。その牧場としての機能が失われると、さらに熱帯雨林を燃やして内部へと牧場づくりが進みます。牧場としての役割が終わったところが遺伝子組み換え作物を栽培する大豆畑などになっていきます。こうして栽培面積の拡大が続いてきました。

ＩＳＡＡＡ（二〇一八年八月七日発表）による二〇一七年の遺伝子組み換え作物の栽培面積は一億八九八〇万ヘクタールで、前年の一億八五一〇万ヘクタールに比べて微増にとどまりました。ここ五年間の数字を見てもそれほど増えていません。このＩＳＡＡＡという組織自体、遺伝子組み換え作物の宣伝機関としての役割を果たしており、過大な数値であることは明らかですが、それでも行き詰まりが隠しようがないまでになったといえます。

これらの遺伝子組み換え作物が世界全体の栽培面積に占める割合はそれぞれ、大豆は七七％（前年七八％）、綿は八〇％（前年六四％）、トウモロコ

モンサント社
遺伝子組み換え種子の市場をほぼ独占し、また世界の種子市場の約三割を支配する多国籍企業。本社は米国ミズーリ州セントルイスにある。ベトナム戦争で用いられた枯葉剤を最も多く生産していたなどの歴史を持つ。『遺伝子組み換え企業の脅威』（緑風出版）に詳しい。現在、同社は独バイエル社によって買収され、その社名は消えつつある。

シは三一％（前年二六％）、ナタネは三〇％（前年二四％）でした。栽培面積だけを見ると、遺伝子組み換え大豆の広がりは大きく、モンサント社の除草剤耐性大豆が世界を席巻していることが見て取れます。

また遺伝子組み換えがもたらす性質としては、除草剤耐性が圧倒的に多く、スタック品種（除草剤耐性＋殺虫性）を加えると、全体の八八％を占めています。

遺伝子組み換え作物は米国モンサント社によりほぼ独占されていましたが、そのモンサント社をドイツの化学メーカーのバイエル社が買収して、いまその勢力地図に変化が起きています。そのことは次のQ10でお答えします。

日本では、これまで試験栽培は活発に行なわれてきました。モンサントなど多国籍企業は、自社の試験圃場（ほじょう）で栽培試験を行なっています。また、日本で開発が進められているのは稲で、すべて茨城県つくば市にある独立

遺伝子組み換え作物の作付け面積推移

1996年	170万ha
1997年	1100万ha
1998年	2780万ha
1999年	3900万ha
2000年	4300万ha
2001年	5260万ha
2002年	5870万ha
2003年	6770万ha
2004年	8100万ha
2005年	9000万ha
2006年	1億0200万ha
2007年	1億1430万ha
2008年	1億2500万ha
2009年	1億3400万ha
2010年	1億4800万ha
2011年	1億6000万ha
2012年	1億7030万ha
2013年	1億7520万ha
2014年	1億8150万ha
2015年	1億7970万ha
2016年	1億8510万ha
2017年	1億8980万ha

参考・日本の国土の広さは、3780万ヘクタール
世界の農地は約15～16億ha

主要栽培国の近年の推移

	2016年	2015年	2014年
米国	7290万ha	7090万ha	7310万ha
ブラジル	4910万ha	4420万ha	4220万ha
アルゼンチン	2380万ha	2450万ha	2430万ha
インド	1080万ha	1160万ha	1160万ha
カナダ	1160万ha	1100万ha	1160万ha
計	1億8510万ha	1億7970万ha	1億8150万ha
3大栽培国の計	1億4580万ha	1億3960万ha	1億3960万ha

世界での作付けの中の遺伝子組み換えの割合

	2013年の全体の作付面積	2013年のGM品種の作付面積	2017年のGM品種の割合
大豆	10,700万ha	8,450万ha（79%）	77%
トウモロコシ	17,900万ha	5,740万ha（32%）	32%
綿	3,400万ha	2,390万ha（70%）	80%
ナタネ	3,400万ha	820万ha（24%）	30%
計	3億5400万ha	1億7400万ha	

以上の出典・ISAAA（国際アグリバイオ技術事業団）及びそれを基に計算

行政法人で旧農水省の研究所が集まった「農業・食品産業技術総合研究機構」（農研機構）の圃場で試験栽培が行なわれています。

Q10 遺伝子組み換え作物やゲノム操作作物を開発している企業は？

遺伝子組み換え作物では、よくモンサント社の名前は聞きますが、米国や欧州の企業が多いのですか？　どんな企業が開発したり販売しているのでしょうか？

遺伝子組み換え種子は、米国モンサント社の独占状態でしたが、そのモンサント社を二〇一八年、ドイツのバイエル社が買収したことで、さらに巨大な種子企業が誕生しました。そのバイエル社とモンサント社の連合で、種子は世界のシェアの二九％を支配、農薬では二六％を支配する巨大なアグリビジネスが誕生しました。それを追いかけているのが、いずれも米国の企業であるデュポン社とダウ・ケミカル社が合併した結果誕生した連合（ダウ・デュポン）で、種子は世界のシェアの二四％を支配、農薬では一六％を占める、これまた巨大なアグリビジネスの誕生です。

さらに中国の国営企業である中国化工集団公司が、世界最大の農薬企業であるスイスのシンジェンタを買収しました。この連合は種子では世界の

モンサント社
↓47頁下欄参照。

バイエル社の戦争責任
バイエル社は、第一次世界大戦の際には、毒ガス兵器として塩素ガスの製造にもかかわり、一九二五年には、これまで化学兵器開発を共同で行ってきたＢＡＳＦ社などとともに巨大な単一の化学企業ＩＧファルベンを設立する。このＩＧファルベンは、第二次大戦の際に戦争で使用する爆薬をすべて製造し、ナチスが占領したヨーロッパの化学企業をすべて手

シェアの八％、農薬では二〇％を占めます。この中国の企業はイスラエルの農業関連企業ＭＡＩ社（現在のアダマ社）をはじめ世界中のアグリビジネスの買収を続けており、シェアはさらに大きくなりそうです。これに農薬で世界のシェアの一三％を占めるドイツのＢＡＳＦ社が加わり、四社での寡占体制がさらに進みそうです。

　バイエル社によるモンサント社買収というメガ合併により、モンサント社がなくなるわけではありません。むしろ同社の暗躍（あんやく）が広がる可能性が強まったといえます。その一つの動きを、知的所有権争いに見ることができます。モンサント社は、新たにゲノム編集技術の特許戦争に参入しています。ゲノム編集技術は、遺伝子組み換え技術に取って代わりつつある、あらたな遺伝子操作技術です。二〇一六年九月二二日、同社はブロード研究所と、同研究所が持つＣＲＩＳＰＲ／Ｃａｓ９の特許権の独占的使用に関して合意に達しました。これにより、デュポン社が先行していたＣＲＩＳＰＲ／Ｃａｓ９を用いた作物の開発に、モンサント社が参戦するとともに、特許紛争が激化することになりました。

　ＣＲＩＳＰＲ／Ｃａｓ９をめぐる特許紛争は、これまでカリブー・バイ

に入れた。しかも工場や鉱山で働く労働力に、捕虜やユダヤ人、囚人などを奴隷のように使用した。その代表がアウシュビッツに作られた大規模な工場である。ナチスの戦争犯罪を裁いたニュールンベルク法廷は、ＩＧファルベンなくして第二次大戦は不可能だったと結論づけた。しかし、その役員が受けた刑は驚くほど軽く、しかも戦後ＩＧファルベンはふたたび、バイエル、ＢＡＳＦなどに分かれ、企業活動を再開した。

オサイエンス社対ブロード研究所の争いで展開されてきました。最初にＣＲＩＳＰＲ／Ｃａｓ９が大腸菌で働くことを確認して、初めてこのシステムの有効性を示す論文を発表したのは、カリフォルニア大学バークレー校のジェニファー・ダウドナとスウェーデン・ウメオ大学のエマニュエル・シャルパンティエのコンビでした。ジェニファー・ダウドナは、後にカリブー・バイオサイエンス社を設立しました。このカリブー・バイオサイエンス社は、デュポン社と組んで作物の開発を進めてきました。

それに対して、ブロード研究所のフェン・チャンは、ＣＲＩＳＰＲ／Ｃａｓ９が初めて哺乳類の細胞の中で働くことを発表しました。このブロード研究所は、マサチューセッツ工科大学とハーバード大学の研究者が二〇〇四年に設立した研究所です。結局、特許権がブロード研究所に認められたため、カリブー・バイオサイエンス社が訴え紛争化してきました。この特許紛争が、モンサント社対デュポン社という多国籍企業間の争いの様相になってきたのです。

これまでも特許を制するものが、種子を制してきました。遺伝子組み換え作物と同様に、ゲノム編集技術でも、結局、モンサント社が有利に展開

バイテク企業による種子支配・食料支配の実態
世界の種子企業トップ10（100万ドル、2009年）

1	モンサント（米国）	7297 (27%)
2	デュポン（米国）	4641 (17%)
3	シンジェンタ（スイス）	2564 (9%)
4	グループ・リマグレン（仏）	1252 (5%)
5	ランド・オ・レイクス（米国）	1100 (4%)
6	KWS AG（独）	997 (4%)
7	バイエル・クコップサイエンス（独）	700 (3%)
8	ダウ・アグロサイエンス	635 (2%)
9	サカタのタネ（日本）	491 (2%)
10	DLF トリフォリューム（デンマーク）	385 (1%)

出典）ETC Group

していると いえますが、そのモンサント社をバイエル社が買収したことで、バイエル社対ダウ・デュポン社との争いとなったとの連合になったのです。バイエルのCEOヴェルナー・バウマンは、モンサント社を買収した際に、モンサントの名前を捨てることを表明し、バイエルの会社名はそのままである、と述べました。しかしCEOはまた、モンサント社が行ってきた手法は必要だ、とも述べています。

これにより悪名を轟(とどろ)かせてきたモンサント社の社名が消えますが、けっしてモンサント社がなくなったわけではありません。さらにはモンサントを吸収して巨大化したバイエルについて、ヨーロッパでは再びナチス時代の戦争責任問題が浮上しています。ヨーロッパではこのバイエルとモンサントの一体化を「悪魔の結婚」と呼ぶ人も多く、とても歓迎された買収とはいえません。

巨大多国籍企業同士の買収・合併

買収・合併後のシェア	種子	農薬
バイエル、モンサント連合	29%	26%
デュポン、ダウ・ケミカル連合	24%	16%
中国化工集団公司、シンジェンタ連合	8%	20%
BASF	13%	−

2013年、ＥＴＣグループより

Q11 どのような性質の遺伝子組み換え作物が作られているのですか？

遺伝子組み換え技術でどのような性質のものに改造するのでしょうか？　除草剤耐性とか殺虫性といった商品があると聞きましたが、どんなものでしょうか？

遺伝子組み換えがもたらす性質は、何でも枯らす強い除草剤に抵抗力をもたらした「除草剤耐性作物」と、殺虫毒素が作物の中でできる「殺虫性作物」の二種類と、この二つの性質を組み合わせた品種が大半です。

除草剤耐性作物とは、ラウンドアップやバスタ、ジカンバといった特定の除草剤に抵抗力をもたらした作物です。これらの除草剤は、植物をすべて根こそぎ枯らすため、それに対して耐性をもたらすと、除草剤をまいた際に作物以外の雑草をすべて枯らすことができ、省力効果が大きいとされてきました。後者は、作物自体に殺虫能力をもたせることで、殺虫剤をまかなくてすみ、これも省力効果が大きいとされてきました。

殺虫性作物は、Bt菌という殺虫毒素をもつ細菌から殺虫毒素を作る遺伝子を取り出し作物に導入したもので、作物自体に殺虫能力を持たせたものです。米国ではこの作物自体が農薬登録されています。以上のように、これまで開発されてきた作物は、省力化・コストダウンが目的です。

その他にもいくつかの性質があります。パパイヤは、パパイヤ・リングスポット病と呼ばれるウイルス病に抵抗力を持たせたものです。さらには、カナダで市場化された鮭の場合は、成長スピードを速めたものです。サントリーが開発したカーネーションやバラは、それまでそれらの花が持っていなかった青い色をもたらしたものです。しかし、作物全体を見渡してみると、遺伝子組み換えがもたらす性質は、相変わらず除草剤耐性と殺虫性がほとんどです。

遺伝子組み換え作物は、開発が始まってから四〇年近くが経過しています。さまざまな種類の性質や作物が対象となってきましたが、ほとんど成功しませんでした。収量が増える、美味(おい)しくする、栄養価を高めるなどです。しかし、それらはことごとく失敗しています。なぜでしょうか。それは遺伝子組み換え技術そのものが原因といえます。

生命体を操作することは、その生命体に大変な負担を強いることになり

パパイヤ・リングスポット病

パパイヤ・リングスポット・ウイルスが引き起こす病気で、黒い斑点ができることからこの名がつけられた。果実が小さいままだったり、収量が低下する。

遺伝子組み換え作物の性質別作付け面積（2016年）

除草剤耐性	8530万ha（47%）
除草剤耐性＋殺虫性など複数の性質	7440万ha（41%）
殺虫性・干ばつ耐性など一つの性質	2180万ha（12%）
計	1億8150万ha

出典）ISAAAから計算

ます。また生命の複雑な仕組みに介入するため、思いがけない問題が起きたりします。そのためうまくいかないのです。

除草剤耐性や殺虫性という性質は、きわめて単純であり、粗っぽいものです。そのため性質そのものを作物にもたらすことができました。しかしその分、作物に負担をもたらしているようです。現在、これらの作物をめぐっては、環境を破壊するなど、さまざまな問題が起きています。

Q12 日本では遺伝子組み換え稲やゲノム編集稲が試験栽培されているのですか?

私たちの主食のお米まで遺伝子組み換えやゲノム編集は応用されているのでしょうか? また、どんなものが開発されているのでしょうか?

日本では二〇一八年現在、以前から開発されていた遺伝子組み換え稲のスギ花粉ペプチド含有稲、スギ花粉ポリペプチド含有稲、複合病害耐性稲に加えて、二〇一七年から一八年にかけて新たに栽培試験が始まったノボキニン能改変稲と、ゲノム編集で開発された収量増を目的としたシンク能改変稲、さらには新しいゲノム編集技術を用いて開発された除草剤耐性(アセト乳酸合成酵素阻害剤耐性)稲の栽培が始まりました。主に「独立法人・農業・食品産業技術総合研究機構」(農研機構)が開発して、筑波研究学園都市で栽培試験を進めています。

スギ花粉症ペプチド含有稲(花粉症緩和米)」は、試験栽培といっても、他の稲の栽培試験と異なり、隔離圃場(かくりほじょう)ではなく一般圃場で栽培が行なわれ

ノボキニン
血管を広げて血圧を下げる作用を持つオボキニンというペプチドの機能を強めるため、アミノ酸の一部を置き換えて改変したもの。

ています。この稲は、スギの花粉症を引き起こすアレルゲンの中の七種類のエピトープをつなげたペプチド遺伝子を導入したものです。エピトープとは、スギの花粉の中のアレルギーを引き起こす部分のことです。アレルギーは抗原（異物）に対して抗体が異常な反応を起こすことですが、花粉全体を認識して起こすのではなく、ごく一部の部分を認識して起こします。そのごく一部の部分をエピトープといいます。そのエピトープを七種類つなげ、ペプチドと呼ばれる小さな蛋白質を作る遺伝子にし、それを導入したのです。これまでも収穫された稲を用いて、マウス、ラット、サルを用いて動物実験が行なわれてきましたし、現在は実際の人間で実験しています。

　このスギ花粉症ペプチド含有稲ですが、多額の国家予算を用いて長い歳月をかけて実験を繰り返してきましたが、いまだに実用化の目途は立っていません。これまで多額の国家予算を使ってきたからやめるわけにはいかないというのが、現実的な理由ではないでしょうか。お米の中にアレルゲンを作らせるのですから、安全性で問題が生じる可能性が強いといえます。

　この稲に関しては、紆余曲折（うよきょくせつ）があります。当初は、農水省が先導して機

エピトープ
　抗原抗体反応において、抗体が認識するのは抗原の全体ではなくごく一部を認識して結合する。そのごく一部のところを言う。

能性を持った食品として開発が進められました。しかし、厚労省が待ったをかけました。もし食品として開発され、食品として安全審査を行ったとすると、お米の中にアレルゲンができるのですから承認されるとは考えられませんでした。案の定、厚労省は二〇〇五年二月一四日、この稲は食品ではなく医薬品だとする見解を発表しました。この判断は常識的です。

開発を進めてきた「農業生物資源研究所」（現在は農研機構のひとつの研究所）としては、食品としての開発を前提に、人間を用いた実験を予定していましたが、これを断念、交付されていた約五〇〇〇万円を国庫に返納し、医薬品としての開発に切り替えていくことになりました。しかし、医薬品となると、動物実験でフェーズ1から3までの三段階、人間を用いた臨床実験で同じくフェーズ1から3までの三段階の計六段階で評価が必要になり、当分、実用化の目途が立たなくなりました。

二〇〇七年からは、徳島県小松島市にある日本製紙の工場敷地内に温室を作り、この遺伝子組み換え稲の栽培試験を開始しました。この稲は、農水省の委託事業として、同社と「農業生物資源研究所」が組んで開発してきましたが、日本製紙は、抗生物質耐性遺伝子を用いなくてすむMATべ

フェーズ1〜3
フェーズとは、位相や段階のこと。新薬開発では動物実験を経て臨床実験（治験）が行なわれるが、それぞれで、フェーズ1からフェーズ3までの三段階を経て安全性や有効性が確認される。

MATベクター
遺伝子組み換えで遺伝子を挿入するのに用いるが、その際、組み換え体に形態の変化を起こさせる。その変化を利用して遺伝子組み換えがうまくいったかどうかを判断するマーカー遺伝子の役割も果たすことができる。抗生物質耐性遺伝子を使わなくてすむため注目された。

クターの特許をもっており、それを応用した最初の遺伝子組み換えイネとして実用化を目指しており、それが徳島県での栽培につながったのです。しかし、小松島市は有機農業で町おこしを行なおうとしていたことから、地元の反発を招くことになりました。また徳島県での遺伝子組み換え稲反対運動も強まり、結局、日本製紙も撤退せざるを得なくなりました。

それでも、このスギ花粉症ペプチド含有稲は、つくば市で今日に至るまで試験栽培や収穫した稲を用いた動物実験が繰り返し行なわれてきました。国の予算を浪費しながら目途が立たないまま実験が繰り返されている、といっても過言ではありません。

スギ花粉ポリペプチド含有稲（花粉症治療稲）は、花粉症を引き起こす主要アレルゲンである「ＣｒｙＪ１（ペクテートリアーゼ）」と「ＣｒｙＪ２（ポリメチルガラグフロナーゼ）」たんぱく質の構造を変えた遺伝子を導入したものです。蛋白質はアミノ酸がつながっていますが、複雑な立体構造をとっています。その立体構造を変えたのです。具体的には、遺伝子を三分割して入れ替えたものだと説明されています。

米粒の中には表面部分に蛋白質があり、その大半がグルテリンです。そ

筑波研究学園都市で試験栽培中の遺伝子組み換え稲

複合病害抵抗性稲	いもち病など複数の病気への防御機能を活性化させる転写遺伝子（WAKY45）を導入
スギ花粉症ペプチド含有稲	花粉症のアレルゲンの7種類のエピトープをつないだペプチド遺伝子を導入
スギ花粉症ポリペプチド含有稲	花粉症を引き起こす主要アレルゲンのたんぱく質の構造を変えた遺伝子を導入
シンク能改変稲	花芽の分裂を促進する植物ホルモンを分解する酵素の遺伝子を壊す
ノボキニン能改変稲	卵白アルブミン由来のノボキニン・ペプチド遺伝子を導入
除草剤耐性（アセト乳酸合成酵素阻害剤耐性）	シトシン塩基をチミン塩基に置き換えて遺伝子の働きを止めた

のグルテリンの中にこの改造されたアレルゲンを作るようにしたものです。毎日のようにわずかずつ改変アレルゲンを御飯として摂取すると、だんだん慣れてきて治療効果が上がるという考え方で開発されました。いわば減感作療法に似た考え方です。

問題点としては、三分割して入れ替えると、蛋白質の構造だけでなく、質も変わるため、本当に効果が出るのだろうかという疑問が生じます。同時に、アレルゲンを変えるのですから、思いがけない毒性を持つ危険性も考えられます。さらにはこの遺伝子にも選択マーカー遺伝子に除草剤（ピリミノバック）耐性遺伝子が用いられています。

複合病害耐性稲は、いもち病など複数の病気への防御機能を活性化させる遺伝子を導入したものです。これまでにも耐病性稲は開発されてきました。複数の病気に対して抵抗力を持つ稲も開発されてきました。しかし、これまでの稲は実用化されることなく、開発は打ち切られています。

今回の稲は、従来の耐病性稲とどう違うのでしょうか。最大の違いは、導入する遺伝子の違いといってよいと思います。新しく開発されたこの稲では、「WAKY遺伝子」と呼ばれる稲から取り出した「転写因子」の遺伝

いもち病
稲の葉や茎が変色し、穂が稔らなくなる病気で、原因は糸状菌の一種のイネいもち病菌の感染による。夏に気温が低く、雨が多く、湿気があると発生しやすい。

子を導入しています。ＷＡＫＹとは記号だと考えてください。転写とはＤＮＡの情報をＲＮＡに移すことで、そのＲＮＡがアミノ酸をつなげて蛋白質を作っていきます。因子とは、遺伝子の働きをオン・オフするスイッチの役割を果たす蛋白質で、このＷＡＫＹ遺伝子にスイッチを入れると、複数の遺伝子が活性化し、いもち病や白葉枯れ病に抵抗力を持たせることができるというのです。いってみれば、稲の生体防御(せいたいぼうぎょ)システムを活性化する遺伝子を導入したのです。

このような病気に抵抗性を持たせた稲の場合、一つの病気に抵抗性を持たせても、他の病気に弱いと農薬の使用量や使用回数がそれほど減らず、農家にとってメリットが出にくいのです。そのため複数の病気への抵抗力が求められてきました。今回開発された稲は、その複数の病気への抵抗性をもたらすことが期待されて、開発されたと思われます。

いくつかの問題点が指摘できます。ＷＡＫＹ遺伝子を活性化させますが、この遺伝子は、遺伝子のスイッチをオンにするものです。それによりスイッチが入るのは、病気への抵抗力を持たせる遺伝子だけなのでしょうか。他の遺伝子も活性化させる可能性があり、そうなると稲に思いがけない変化が起きる危険性が出てきます。

この稲ではまた、選択マーカー遺伝子に抗生物質耐性遺伝子や除草剤耐性遺伝子が使われています。選択マーカー遺伝子とは、遺伝子組み換えがうまくいったかどうかを見分けるために導入する遺伝子のことです。抗生物質耐性遺伝子では、大腸菌由来のハイグロマイシン耐性遺伝子が使われています。さらには除草剤（ビスピリバックナトリウム塩）耐性遺伝子も使われています。これらの遺伝子が作り出す蛋白質は、食経験がなく、安全性に疑問を生じさせるとともに、抗生物質耐性遺伝子は、耐性菌をもたらし、病気の治療ができないなどの影響をもたらす可能性があります。

現在、なんといっても注目されているのが、シンク能改変稲です。シンクとは、キッチンの流し台のことです。そのシンクに例えた稲の能力をアップさせることで収量を増やすことを意味するようです。初めてのゲノム編集技術を応用した作物です。この稲では、通常の遺伝子組み換えの方法であるアグロバクテリウム法（Q４参照）を用いています。ゲノム編集技術は、遺伝

ハイグロマイシン

抗生物質の一つで、タンパク質の合成を阻害して細菌を殺す。その他にも菌類、高等真核生物の細胞に作用する。現在は主に遺伝子組み換えがうまくいったかどうかを見る選択用抗生物質として用いられている。

シンク能改変稲

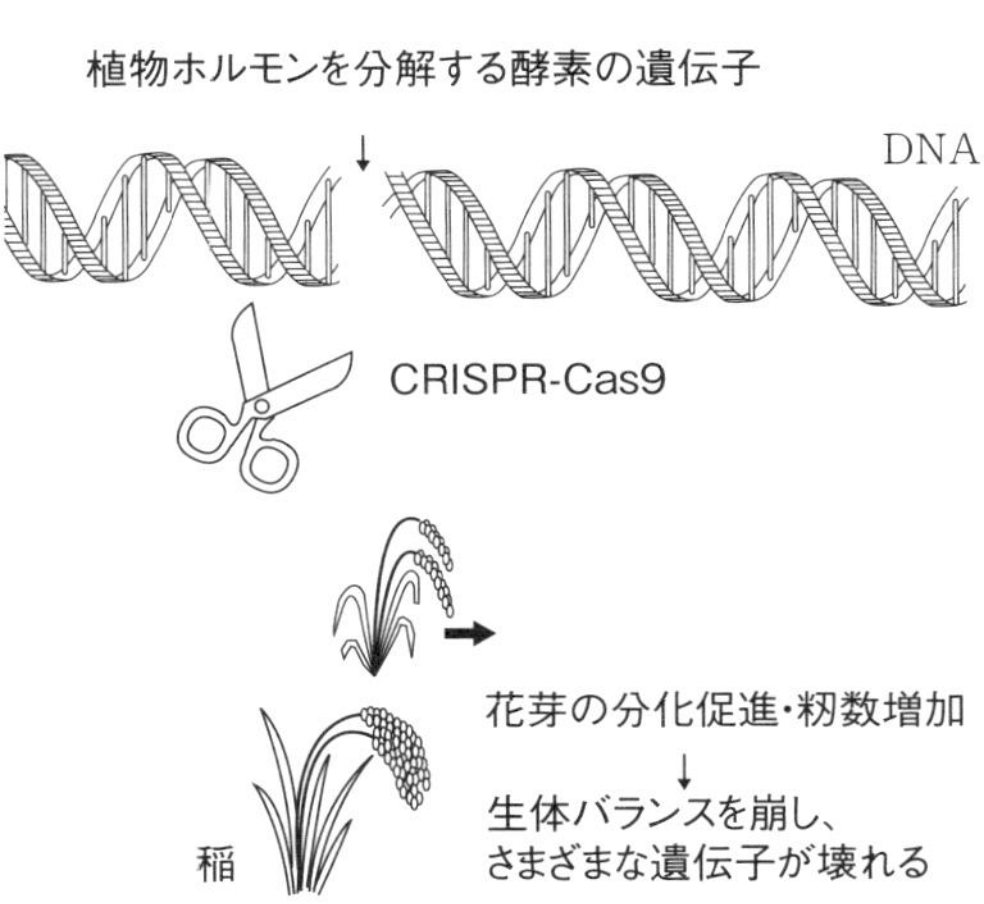

子を壊す技術です。この稲は、花芽の分裂を促進する植物ホルモンを分解する酵素の遺伝子を壊しています。この酵素遺伝子を壊すと、植物ホルモンが増加して花芽が増え、その結果、籾数が増加するのです。マーカー遺伝子として抗生物質ハイグロマイシン耐性遺伝子を用いています。同研究所の申請によると、二〇一七年四月から五年間実験を行なう予定で、早くも、試験段階とはいえ、稲の野外での栽培が始まったのです。

ノボキニン能改変稲は、血圧を下げるのに効果があるといわれているノボキニン・ペプチドをお米の可食部である胚乳に蓄積させるように、遺伝子を組み換えたものです。ペプチドとは、たんぱく質を小さくしたもので、ノボキニン・ペプチドは卵白アルブミン由来です。この遺伝子組み換え稲に付けられている名称は「グルテリンプロモーター誘導型ｎｆＧｌｕＡ２蓄積稲」で、グルテリン（Ｇｌｕ）とはお米の胚乳に含まれエネルギー源となるたんぱく質のことです。プロモーターは、遺伝子を起動する遺伝子のことです。そのプロモーターが働かせる遺伝子が、鶏の卵白アルブミン由来のノボキニン・ペプチド遺伝子です。そのほかの遺伝子としては、プロモーターのほか、ターミネーター（遺伝子の稼働を終了させる遺伝子）にも稲

卵白アルブミン
卵白に存在する水溶性の単純たんぱく質のこと。

由来遺伝子が用いられていますが、マーカー遺伝子（遺伝子組み換えがうまくいったかどうかを見る遺伝子）には除草剤スルホニルウレア系除草剤耐性遺伝子が用いられています。

除草剤耐性（アセト乳酸合成酵素阻害剤耐性）稲は、神戸大学の西田敬二らが、筑波大学、名城大学の研究者と共同で、ゲノム編集技術「ターゲットＡＩＤ」で開発した稲です。このターゲットＡＩＤとは、制限酵素を用いてＤＮＡを切断するのではなく、シトシン塩基をチミン塩基に置き換えて遺伝子の働きを止める方法です。この技術の応用した作物としては初めての試験栽培となります。発表によると、西田らは稲とトマトで実験を行なってきました。今回は除草剤耐性（アセト乳酸合成酵素阻害剤耐性）稲で行ないましたが、これはこの技術の実証性を見るもので、将来的には飼料用米や大玉トマトなど実用性の高い品種で取り組むことになっています。

スルホニルウレア系除草剤
　水田の一発除草に良く用いられている農薬で、アセト乳酸合成酵素やアセトヒドロキシ酢酸合成酵素を阻害して植物を枯らす。

Q13 遺伝子組み換え食品添加物があるって、本当ですか？

食品添加物まで遺伝子組み換えのものがあるということですが、どんな種類があるのでしょうか？　同じ遺伝子組み換えでも作り方が違うのでしょうか？

遺伝子組み換え食品添加物とは、遺伝子組み換え微生物を使って製造する食品添加物のことです。

製造方法は蛋白質を製造する場合は、①目的とする蛋白質を作る遺伝子を、遺伝子組み換え技術を用いて大腸菌などの細菌に導入します。②そうすると細菌の中で目的とする蛋白質ができます。③その細菌を培養して増やします。④蛋白質もたくさんできるようになります。⑤その細菌をすりつぶして蛋白質を抽出します。⑥蛋白質はそのまま精製して商品化します。

アミノ酸を製造する場合は、細菌で蛋白質を分解して商品化します。その分解の際に用いる細菌の効率を高めるために、遺伝子組み換えで改造したものが用いられます。これが、遺伝子組み換え食品添加物の製造方法の

味の素
↓40頁参照

基本です。

厚労省の考え方は、遺伝子組み換え体そのものが食品添加物になるわけではなく、遺伝子組み換え体を利用して製造し、組み換え体は最終製品に残らないため、表示の必要はないというのです。しかも遺伝子組み換え微生物は精製過程で除去されるので、安全性に影響が出ることはまずありえないのですが、念のために「安全性を評価」しているというのです。最も大きな問題点は、どんなに精製度をあげたとしても、遺伝子組み換え体である細菌の成分が不純物として最終製品の中に混入することです。その物質が有害であれば健康障害が起きます。しかも、不純物は必ず混入します。

このように遺伝子組み換え食品添加物は、食品と同様に安全性評価が必要です。そのため食品衛生法に基づく安全審査を経て、承認されないと流通できません。また食品添加物として「乳化剤」「調味料（アミノ酸等）」といった表示は必要ですが、「遺伝子組み換え」表示は行なわなくていいのです。

このようなこともあり政府も遺伝子組み換え食品添加物を軽視してきました。それを象徴するような事件が起きました。二〇一一年一二月五日、

安全性評価
食の安全を守るために、遺伝子組み換え食品、食品添加物、残留農薬などで安全性評価が義務付けられている。通常評価は、開発企業が行ない、食品安全委員会の専門調査会がチェックし、食品安全委員会の本委員会、厚労省が認可して、流通・販売が認められる。

二二日に相次いで、安全審査を受けていない遺伝子組み換え食品添加物が流通していることが、発覚しました。まず一二月五日にイノシン酸とグアニル酸が大量に輸入され、流通していることが判明しました。輸入したのはCJジャパン、キリン協和フーズなど一〇社で、輸出したのは韓国に本社があるCJ社で、同社のインドネシア工場で製造されたものです。これらの添加物はかつお節とシイタケの風味を出すため、たれ、つゆ、だし、スープ、ドレッシング、しょうゆ、かまぼこなどの水産加工品、ハム・ソーセージなどの食肉製品などさまざまな食品に用いられており、輸入量は年六〇〇〜七〇〇トンに上るといいます。それらを用いた食品としては一八〇〜二〇〇万トンになっているそうです。大量に輸入され、多様な食品に用いられている食品添加物が堂々と違法流通していたことになります。

厚労省はこれらの添加物の輸入・販売の取りやめを指示しただけで、それを使用した食品に関しては販売中止を求めませんでした。しかも、ただちに安全審査の手続きを開始し、これら違法流通していた遺伝子組み換えイノシン酸とグアニル酸の承認を急ぎ、合法化したのです。

さらに一二月二二日には、やはり食品衛生法に基づく安全審査を受けて

イノシン酸

生物体内にあるヌクレオチド（塩基・糖・燐酸の化合物でDNAやRNAを構成する物質）の一種。魚や家畜の肉に存在し、特にかつお節の旨みの主成分で、調味料として生産されている。

グアニル酸

イノシン酸同様、ヌクレオチドの一種で、干しシイタケの旨みの主成分で、調味料として生産されている。

リボフラビン

ビタミンB2と呼ばれている、水溶性ビタミンに分類される生理活性物質。

いない遺伝子組み換え微生物を用いて製造したリボフラビンとキシラナーゼが輸入され、使用されていたことが明らかになりました。製造したのは独ＢＡＳＦ社で、輸入したのはＢＡＳＦジャパンで、リボフラビン（ビタミンB_2）は清涼飲料水やたれなどの着色料や栄養強化剤に用いられ、キシラナーゼはパンを作る際の酵素に用いられています。リボフラビンは医薬品原料として過去三年間で約八二トン輸入され、その内三六トンが食品添加物として使用されたということです。一方、キシラナーゼは過去三年間で〇・六トン輸入されたそうです。

厚労省は、リボフラビンに関しては輸入・販売の取りやめを指示しただけで、安全審査のための資料の提出を求めました。ここでも安全審査の手続きを開始し、承認を急ぎ、問題を処理したのです。他方、キシラナーゼに関しては、安全性に関する情報がないとして、輸入・販売の取りやめはもちろん、製品やそれを用いた食品の回収を命じました。相次いで、遺伝子組み換え食品添加物の違法流通が明るみに出ましたが、いずれも企業からの自主的な報告がなければ、そのまま流通していたのです。国にチェック能力がなく、企業からの報告頼みというのが現実です。しかも、違法

キシラナーゼ
　植物の木化した細胞膜にセルロースとともに存在する、キシランをキシロースに分解する酵素。家畜に対しては消化を助ける添加物として用いられ、食品添加物としてはパン生地づくりを助けるものなどに用いられている。

流通していることが確認されても、添加物そのものや食品の回収を行なったのは、三年間でわずか〇・六トンしか輸入されていないキシラナーゼだけでした。しかも、販売された量が少ないため、パンの流通に影響はない、というコメントまで付け加えています。さらに問題なのは、安全審査の手続きを開始したり、手続き開始を促し、承認を急ぐことで問題を処理していることです。

これは本末転倒といえます。優先すべきは、国のチェック能力を上げることであり、承認を急ぐことではないはずです。現在、ほとんどの食品添加物が輸入に依存しています。そのため遺伝子組み換えで作られていてもチェックもされませんし、わかりません。野放しにされたままです。その後も、違法事件が発覚しており、現在も起きている可能性があります。

違法行為を行なうと企業は大変な損害を受けることを示さなくては、今後また、このような違法行為がまかり通ってしまいます。そのためには食品添加物の回収はもちろん、食品の回収も指示すべきです。日本政府の食品安全行政の問題点をさらけ出した事件といえます。

承認された主な遺伝子組み換え食品添加物

α-アミラーゼ	生産性向上・耐熱性向上
キモシン	生産性向上
プルラナーゼ	生産性向上
リパーゼ	生産性向上
リボフラビン（ビタミンB2）	生産性向上
グルコアミラーゼ	生産性向上
α-グルコシルトランスフェラーゼ	生産性向上、性質改変

Q14 添加物で規制の対象外があるって本当？　安全性に問題はないですか？

遺伝子組み換え食品や添加物は法律で規制されているのに、例外があるということですが、どんなものがあり、なぜ規制されないのですか？

現在、遺伝子組み換え技術を用いたものでも、セルフクローニングやナチュラルオカレンスは、法律に基づいた規制の対象外で、安全審査は不要であるという見解が、政府によって示されています。すなわち遺伝子組み換え食品や食品添加物として考えないというのです。また遺伝子組み換え添加物であっても、高度精製品も規制から外しています。高度精製品とは、不純物をほとんど含まないものをいいます。

まずセルフクローニングから述べます。二〇一二年に「食品安全委員会」は、鶏舎で用いる遺伝子組み換えワクチンを承認しました。このワクチンは、「鶏大腸菌症生ワクチン（ガルエヌテクトCBL）」です。鶏大腸菌症とは、大腸菌を原因とする鶏や七面鳥がかかる感染症です。卵生産用鶏

食品安全委員会

日本でBSE問題が発生し、食の安全に対する信頼が揺らいだことから、食品安全行政の確立が求められた。それを受けて、二〇〇三年五月に食品安全基本法が施行され、それに基づいてリスク評価を行なう機関として、同年七月にこの委員会が設置された。諮問を受けた審議会は、政府から独立した機関とすべきだと答申したが、最終的には内閣府の中に作られ独立性は無くなった。そのことが米国産牛肉問題での輸入解禁につながっていった。

より、肉生産用鶏の方が多く発生し、廃棄されるなどの措置が取られた病気としては最も多いとされています。その病気の予防に用いられるワクチンです。

この病気の原因となる菌株で最も多いのが、大腸菌O‐78です。この大腸菌の病気をもたらす遺伝子に注目して、その遺伝子を欠損変異型の遺伝子に組み換えて作り出しました。この組み換えでO‐78を弱毒化して、ワクチン効果を狙ったものです。置き換えた欠損変異型遺伝子は、大腸菌J‐29株に由来します。そのため、遺伝子を組み換えて作られたこのワクチンは、すべて大腸菌由来となります。このように同じ種の遺伝子のみを用いた遺伝子操作を、セルフクローニングといいます。

ナチュラルオカレンスとは、異なる種の遺伝子を用いたとしても、自然界で同じ遺伝子組み換えが起きるケースのものを使用した場合です。これらセルフクローニングやナチュラルオカレンスは、遺伝子組み換えに当たらず、カルタヘナ議定書や同国内法の規制から外されました。しかし、遺伝子組み換え技術を用いるわけですから、生命の基本を操作すること、その生命体に負担をかけることなど、最初に述べた遺伝子組み換え技術にか

カルタヘナ議定書

生物多様性条約の下にある、生命操作生物を具体的に規制した国際条約（Q48参照）。

かわる固有の問題点は同じです。

もうひとつの高度精製品とは、不純物をほとんど含まない添加物のことを言います。遺伝子組み換え食品添加物の安全性を脅かす最大の要因が、遺伝子組み換え微生物を用いて生産するため、その微生物由来の不純物が必ず存在し、それがもたらす影響です。以前、遺伝子組み換え技術を用いた「トリプトファン製品」が多数の死者や健康被害者をもたらしました。昭和電工が引き起こしたトリプトファン事件です。その原因が、遺伝子組換え微生物由来の不純物だったのです。そのためその不純物をほとんど取り除いたものは問題ないとされたのです。

では遺伝子組み換え食品添加物は、セルフクローニングやナチュラルオカレンス、高度精製品では問題ないのでしょうか。ヨーロッパで新たな問題が指摘され、リボフラビンが販売禁止となりました。リボフラビンに使用されている抗生物質耐性遺伝子が、抗生物質耐性菌の拡大を招いていることが明らかになったのです。この遺伝子組み換え添加物は二〇一四年にＥＦＳＡ（欧州食品安全庁）によって安全と評価され使われるようになりましたが、その評価が間違っていたことが分かったのです。原因は、この添

安全審査対象外となった主な添加物
ジェランガム、キサンタンガム、醸造用酵母、5-イノシン酸-2-ナトリウム、5-グアニル酸-2-ナトリウム、L-グルタミン酸ナトリウム、L-フェニルアラニン、アスパルテームなど多数。

加物は本来、微生物由来のすべての物質が取り除かれて飼料に用いられることになっているはずでしたが、取り除かれず残っていたためで、それが耐性菌の拡大を招いたのです。二〇一八年末にＥＦＳＡは「健康と環境に対して大きなリスクをもたらす」と結論づけ、欧州委員会は市場からの撤去を求めました。日本では、このような問題点に関しては配慮されておらず、法的規制の網の目から逃れてきたのです。

プロブレムQ&A

II

遺伝子組み換え・ゲノム編集がもたらす環境への影響

Q15 遺伝子組み換え技術は環境にどのような影響をもたらしているのですか？

遺伝子組み換え作物が栽培され始めると環境への影響が出始めたそうですが、どのようなことが起きたのでしょうか？なぜ起きたのですか？

遺伝子組み換え作物は、これまで自然界にはなかった作物です。そのため作付されるとともに生態系に異変が生じ始めました。現在深刻な問題になっているのが、除草剤で枯れない耐性雑草の広がりと、殺虫毒素で死なない耐性害虫の広がりです。

除草剤耐性作物は、すべての植物を枯らす除草剤を撒（ま）いた際に、耐性を付与した作物だけ生き残るため、省力化・コストダウンになるというのが売り文句でした。最初に登場した除草剤耐性作物は、ラウンドアップ（主成分グリホサート）に耐性を持った作物と、バスタ（主成分グルホシネート）の二種類でした。大半がラウンドアップ耐性作物です。そのグリホサートやグルホシネートに耐性を持った雑草「スーパー雑草」がはびこり、手に

ラウンドアップ
　モンサント社が開発した除草剤で、すべての植物を枯らすところに特徴がある。そのため農作物にかかるとそれを枯らすため、日本では主に、公園や校庭、土手や畦道などで使用されている。最近では収穫直前に用いるプレハーベスト農薬としての使い方が増え、小麦などで食品汚染が問題になっている。

負えなくなってきているのです。

もう一つの殺虫性作物は、作物自体に殺虫毒素ができるため、害虫が死ぬか寄りつかなくなり、これも省力化・コストダウンになるというのが売り文句でした。これもまた、その殺虫毒素に抵抗力を持った害虫「スーパー害虫」が増え、手に負えなくなってきています。そのためスーパー雑草やスーパー害虫と闘うために、農家はより危険な農薬を、しかも多量に使用していることが明らかになってきました。

とくにスーパー雑草の広がりは深刻です。『雑草科学（Weed Science）』（二〇一一年）誌によると、米国ではスーパー雑草が二一種類になり全米二二州に広がっていると報告されています。さらに複数種類の農薬の散布にも耐性を持つ「スーパー雑草」も増えていると指摘しています。二〇〇七年に二四〇万エーカー（約九七万ヘクタール）だったラウンドアップ耐性雑草の生育範囲が、一一〇〇万エーカー以上になっているということです。この報告以降も、スーパー雑草の種類は増え続けており、面積も拡大しています。

特に深刻なのが、ブタクサの一種のパーマー・アマランスで、このスー

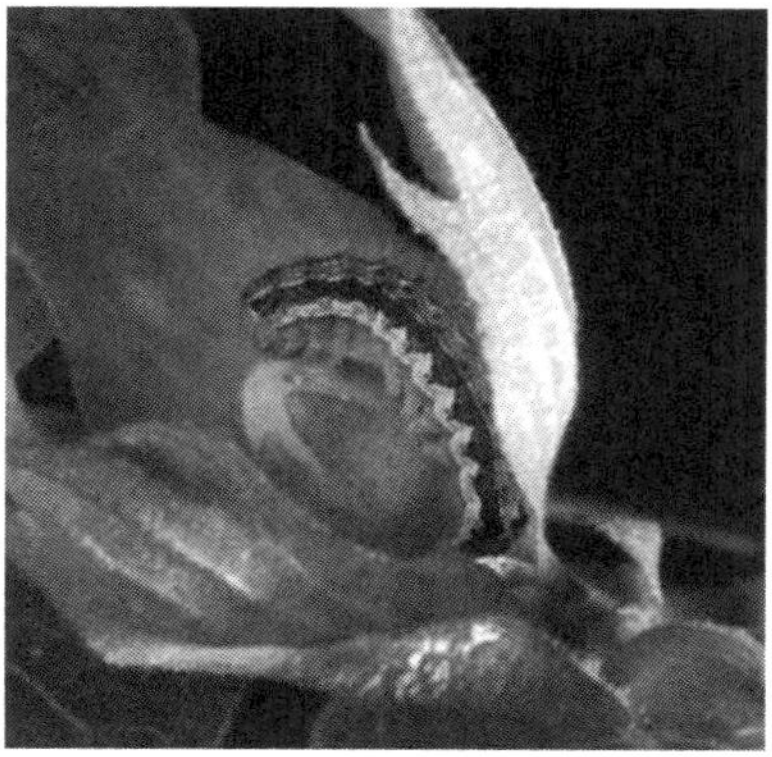
米国に出現したスーパー害虫（提供・米国食品安全センター）

パー雑草は、一日に一インチ（約三センチ）成長し、背丈が六〜一〇フィート（一八〇〜三〇〇センチ）にも達するため、労働者を傷つけ機械を壊す危険性が指摘されています。

このスーパー雑草の出現で、除草剤の使用量が減り、作業が楽になり、収量も上がる、という農薬メーカー側の謳い文句は裏切られ、対応策として、より強い農薬の使用やマルチングなどが挙げられていますが、それでは農家の負担が増えるばかりです。

最近では、ジカンバや2、4-Dのような新たな除草剤に抵抗力を持った「除草剤耐性作物」が次々と開発されています。さらには複数の除草剤に抵抗力を持った遺伝子組み換え作物も開発され、ますます、除草剤の使用量が増え続けてきています。

遺伝子組み換え作物の栽培面積が拡大し、そこでグリホサートが繰り返し使用されることで、土壌の中で真菌病の原因を作り出している可能性が高いことが、「米農務省農業研究局」（USDA-ARS）の研究者によって、一五年間の研究に基づき述べられています（二〇一一年八月）。同研究者は、遺伝子組み換え作物の収量が減少するのは、根の病気と関係があると指摘

米国に出現したスーパー雑草（提供・米国食品安全センター）

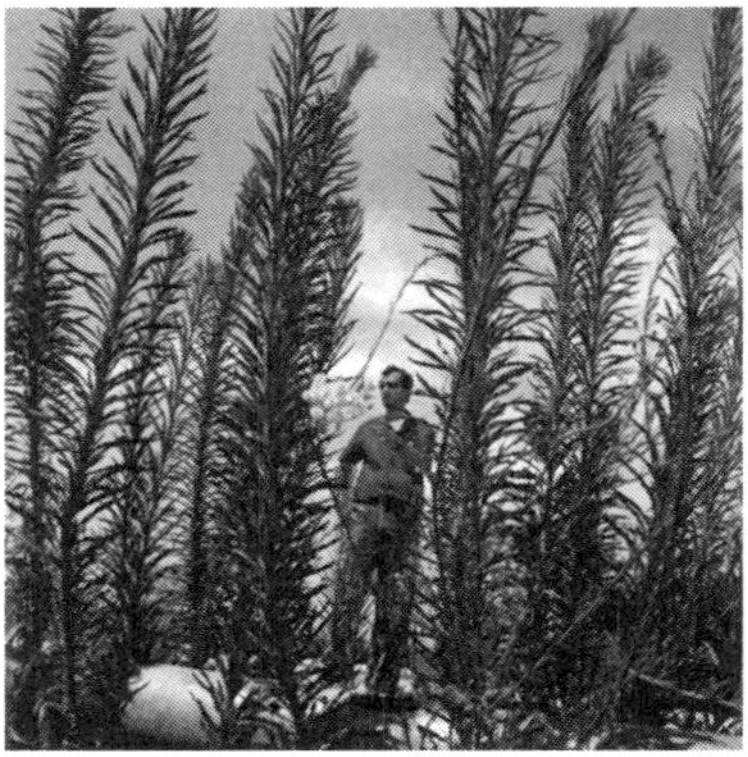

真菌病
真菌がもたらす感染症で、代表的なものに水虫やたむしがある。

しています。

また、米パデュー大学名誉教授ドン・ヒューバーは、除草剤耐性作物の拡大でグリホサートの使用量が増え、それが作物の収穫減をもたらす、と警告を発しました。ヒューバーが二〇〇六年に大学を退職する直前に行った研究で、グリホサートがマンガン、亜鉛など植物の栄養素と結合し土壌を貧困にするため、作物の収量減をもたらしていることがわかったのです。また、同氏はグリホサートの使用が、小麦のフザリウム菌穂枯れ病を高い確率で引き起こすとも指摘しています。二〇一一年には、グリホサートが、ミシシッピー川に流れ込む雨水や河川で多く検出されることが明らかになりました。これは「米国地質調査所」が明らかにしたもので、同研究所のポール・ケーブルは「グリホサートが長期にわたってもたらす環境への影響については、ほとんどなにも分かっていない」と述べています。

ワシントン州立大学教授レイモンド・ジュソウムは二〇一〇年四月に、「米国における持続可能な農業に対する遺伝子組み換え作物の影響」と題する調査報告を学術機関「全米研究評議会」（ＮＲＣ）に提出しました。この報告では、遺伝子組み換え作物によって利益を得ているのは特定の農場だけであり、管理のやり方によってばらつきがあると指摘しています。同時に、除草剤耐性雑草が広がり利益が減少している、と指摘しています。

それにしても、遺伝子組み換え作物によって、除草剤耐性雑草がはびこり、手に負えなくなり、遺伝子組み換え作物の省力化・コストダウン効果はマイナスに転じ、費用がかかり、手間がかかり、農薬が増加する悪循環に陥っています。本来は不必要だったはずの農薬の使用量が増えたことで、生物多様性の減少、昆虫や鳥、小動物など野生生物の減少など生態系の変化が指摘されています。

その象徴になっているのが、米国で大切にされている蝶「オオカバマダラ」です。この蝶は、メキシコの森林であるコロニー一個所に集まり、米国を縦断する往復二〇〇〇キロの旅を行ない、またこの森林に戻ってくる蝶として有名で、米国では国蝶に近い存在で大切にされている蝶です。そのメキシコのコロニーの面積が、一九九〇年代の九ヘクタールから、二〇〇九年には五ヘクタールに減少していることが判明しました。さらに二〇一二年末に行なわれたカンザス大学の調査では、一・一九ヘクタールにまで減少していました。蝶は一ヘクタールに五〇〇〇万匹いると見られてい

生物多様性
↓23頁参照

るため、大量の減少です。

アイオワ州立大学とミネソタ大学の研究者が二〇一三年に発表した研究によると、一九九九年から二〇一〇年にかけて米国中西部ではオオカバマダラの卵が推定八一％も減少したといいます。オオカバマダラが卵を産み付け、その幼虫が餌にする植物のトウワタが、遺伝子組み換え作物の栽培による除草剤の散布により農地から激減したことが影響している、と研究者らは考えています。

この研究では、毎年オオカバマダラの繁殖期に、ボランティア市民の手を借りて、生育しているトウワタとその葉に産み付けられたオオカバマダラの卵を数え、集めたデータを分析しています。とくにカンザス州では、一億エーカー（約四〇〇〇〇ヘクタール）の農地でトウワタが見られなくなったと報告されています。

さらに二〇一七年に発表されたデータでは、米国でのこの蝶の生息数は、一九九〇年代半ばに比べると八〇％も減少していることが明らかになりました。この「米国地質調査所」の調査では、ロッキー山脈の東側ではオオカバマダラは絶滅の危機に瀕しているといいます。同研究所の研究者

オオカバマダラ
鱗翅目マダラチョウ科に属し、移動性のチョウの代表。

トウワタ
熱帯アメリカ原産のガガイモ科の一年草。多年草のオオトウワタなどトウワタ属は多く、その大半が新大陸産である。

は、この蝶の移動が絶滅する可能性は、今後二〇年以内に一一～五七%と推定しています。

除草剤耐性作物がもたらす土壌生物への影響を見てみましょう。除草剤耐性作物が栽培された畑の土壌に生息する生物の体内に、高い割合で組み換え遺伝子が取り込まれていたのです。調査したのはカナダ・ゲルフ大学のミランダ・M・ハート等の研究チームで、同チームによると除草剤ラウンドアップ耐性トウモロコシの畑で、節足動物、線虫、ミミズなどを、五月、八月、一〇月に採集し、組み換え遺伝子の有無とその量を調査しました。その結果、八月に採集された線虫を除くすべての生物から組み換え遺伝子が見つかり、その量は、土壌中に含まれる組み換え遺伝子よりはるかに多かったというのです。作物の生育期には、線虫とミミズでは組み換え遺伝子の量は少なく、節足動物では多かったといいます。

このように除草剤耐性作物がもたらす環境変化影響は、想像以上に深刻であることが分かったのです。

Q16 スーパー害虫が出現しているということですが本当ですか？

殺虫毒素によって通常は死ぬ害虫が、死なくなり始めたということですが、本当ですか？　もし死なないと、どのような影響が生態系で起きるのでしょうか？

殺虫性作物（Bt作物）は、Bt菌という細菌が作りだす殺虫毒素遺伝子を導入します。すべての細胞で殺虫毒素ができるため、作物を害虫がかじると、その虫が死ぬため、殺虫剤を使わなくてすむというのが売りでした。しかし、この作物の栽培が始まるとすぐに、殺虫毒素で死なない害虫が出現し始めました。こういう害虫を「スーパー害虫」といいます。スーパー害虫の出現以外にも、新たな害虫が出現したり、これまでは問題にならなかった昆虫が害虫化するなどの現象も起きています。このようなことは、主に巨大栽培国の米国で報告されています。遺伝子組み換え作物が昆虫の生態系に異変を引き起こすようになったわけです。

さらには河川に流れ込んだ殺虫毒素が水生生物に影響をもたらしたり、

益虫を減らしたり、土壌微生物に影響を及ぼすケースも報告されるようになりました。このように問題点が累積したため、「米環境保護庁」（ＥＰＡ）がBt作物の効力低下を認めるまでになっています。しかも新たな害虫対策のために、殺虫剤の使用量が増加し、生物多様性に影響をもたらすようにもなったのです。

最初に、耐性害虫の拡大について具体的に述べていきたいと思います。最も早い報告は中国からのものでした。中国環境保護省・南京環境科学研究所はBt綿が環境にもたらす影響を調査してきましたが、二〇〇二年六月、この作物が主要な標的としている害虫に耐性ができ、死なくなってきたこと、世代を経るほど耐性害虫の割合が増えつづけることを発表しました。その他にも、害虫の天敵が減少し、アリマキなどの新しい害虫が増大しているため、農家は農薬使用を継続せざるを得なくなっている、ということも報告しています。

米国では、耐性害虫の被害が年々深刻化していきました。同国では、この作物が主な標的としている蛾の幼虫（オオタバコガ）の中に、夏の間は中西部でトウモロコシを食べて育ち、秋になると成虫となって南部に渡り、

オオタバコガ
幼虫がトウモロコシ、キャベツ、ダイコン、レタス、ニンジン、スイカなどさまざまな農作物の害虫となる。またバラやカーネーション、トルコギキョウなどの花卉にも害虫になる。

そこで生まれた幼虫が綿を食べる種類があることが分かっています。ノースカロライナ大学のフレッド・グールドらが行なった調査が『ネイチャー・バイオニュース』(二〇〇二年一二月一二日)に発表されましたが、このオオタバコガの幼虫は、綿とトウモロコシの二つの作物でBt毒素にさらされるため、耐性をもちやすいことが確認されました。Bt作物の割合が増えると厄介な問題になると指摘されていましたが、その警告が現実化したのです。

ヨーロッパで唯一の遺伝子組み換え作物の広域栽培国であるスペインでも、二〇〇三年に、耐性を持った昆虫が広がり、環境に有害な強い殺虫剤の使用量が増えているという報告が発表されました。

遺伝子組み換え作物の栽培を推進してきた「全米トウモロコシ生産者協会」ですら、二〇〇七年に耐性害虫の拡大に懸念を示しています。米国では、耐性害虫の拡大を防ぐため、Btトウモロコシを栽培する際、一定の割合で非Btトウモロコシの栽培を義務づけています。それは、一面Btトウモロコシを栽培すると害虫が逃げ場を失い簡単に耐性化して、殺虫毒素で死ななくなるからです。しかしバイオ燃料ブームなどでトウモロコシの連作が増加し、害虫が増えたと見られます。特に多かったのが、根切り虫で、その対策にさらにBtトウモロコシを栽培する農家が増えました。このまま行くと非遺伝子組み換えトウモロコシが少なくなり耐性害虫がさらに増加する可能性が強まっていると、同協会が懸念を表明したのです。

研究者の間でも懸念が強まっています。アリゾナ大学の研究チームが、Bt綿を食べると死ぬはずの昆虫が、耐性を獲得して死なないものが増えたとする研究報告を発表しました。それによると、二〇〇三〜二〇〇六年の間に一二カ所以上で耐性をもつワタキバガの幼虫が見つかったということです。

二〇一四年六月には、米国アイオワ州立大学の昆虫学者アーロン・ガスマンらが、急速にBt耐性の根切り虫が、アイオワ、イリノイ、ミネソタ、ネブラスカ、サウスダコタの各州で広がり、その結果、Btトウモロコシが効力を失っていると指摘しています。

二〇一〇年四月一三日、全米研究評議会が、遺伝子組み換え作物の有効性が失われつつある、という警告を発しました。除草剤耐性作物では耐性雑草が広がり、殺虫性作物では耐性害虫が増え続け、雑草や害虫の管理が

ワタキバガ
漢字で「綿牙蛾」と呼ばれ、幼虫が綿などに大きな食害をもたらす。

全米研究評議会
一九一六年に設立された米国の学術機関（本部はワシントンＤＣにある）。

できなくなったからです。除草剤や殺虫剤の経費削減や手間がかからないといった、遺伝子組み換え作物の有効性が失われているのです。

二〇一一年一一月三〇日、環境保護庁（ＥＰＡ）はBt作物が効力を失いつつある、という見解を発表しました。政府がやっと認めたことになります。

綿の一大生産地であるインド北部にあるパンジャブ州でも、害虫の影響で綿が大幅に減収していることが報告されています。二〇〇七年九月の同州の報告では、増収を期待してBt綿を導入し、栽培面積も五七万ヘクタールから六四・八万ヘクタールに増えたそうです。しかし、コナカイガラムシが異常発生して、その期待は大きく裏切られ、多量の殺虫剤を撒くなど経済的損失が莫大になりました。

同州ではまた、Bt綿畑に新たな病害虫が出現し、その害虫が荒らした結果、被害が拡大していることも判明しました。この調査を行ったのは、ナグプールにある「綿リサーチ中央研究所」で、同研究所のキラン・クランチ所長によると、Bt綿でオオタバコガ対策の農薬は減少したが、新たな病害虫対策のための農薬の使用量が増加し続けているといいます。二〇

コナカイガラムシ
白い粉状のロウ物質におおわれた数ミリ程度の大きさの吸汁害虫。ミカンなどの果樹、ピーマン、ナスなどに被害をもたらす。

〇三年から二〇一一年の間に、オオタバコガ対策の農薬は六五九九トンから二二二トンへと減少しましたが、他の病害虫対策の農薬は二九〇九トンから六三七二トンに増加しているというのです。このように殺虫性作物は、農薬の使用量を増やし、環境に深刻な影響を引き起こしているのです。

中国ではBt稲の違法栽培が拡大していますが、そのBt稲が益虫のクモに悪影響を及ぼすという研究結果が発表されました。この調査を行なったのは、中国のファン・アンらの研究チームで、「国立自然科学財団」などの支援を受けて行ない、『BMCバイオテクノロジー』誌に発表されました。同論文によると、稲に使われているBt毒素は、稲の害虫の捕食者で、南中国に広範囲に生息するキクヅキコモリグモが脱皮する際に影響して、発達の遅延をもたらすというものでした。

このように殺虫性作物が環境にもたらしている影響は、大変深刻なものです。

キクヅキコモリグモ
　コモリグモ科のクモで、雌親が卵と幼虫を腹部で保護することから、この名前が付けられた。

Q17 殺虫毒素は様々な水生生物などにも深刻な影響をもたらしていますか？

殺虫毒素が害虫だけでなく、それ以外の昆虫などの生物にも悪い影響をもたらしているって本当ですか？　どのような生物に影響しているのでしょうか？

殺虫性（Bt）作物がもつ殺虫毒素は、標的とする害虫以外にも深刻な影響を及ぼしていることが、相次いで判明しています。フランス・ボルドー大学の毒性学教授であるジャン・フランソワ・ナルボーンは、二〇〇一年にパリの「パスツール研究所」で開かれたシンポジウム「遺伝子組み換え作物と栄養――健康に利益はあるか」で、Btトウモロコシの殺虫毒素が、河川の沈殿物（ちんでんぶつ）に濃縮していると報告しました。調査を行なったのは、カナダ・ケベック州のコーンベルト、セント・ローレンス川南岸地帯の沈殿物で、近くの農地の灌漑設備（かんがいせつび）の排水や沈殿物の五倍の濃度の殺虫毒素が検出されたといいます。それについてナルボーンは、作物から分泌された殺虫毒素が、高濃度に残留・蓄積した疑いがあり、他でも同様のことが起きて

パスツール研究所
ルイ・パスツールが一八八七年に狂犬病のワクチンを開発した際に集まった寄付金を基に設立された研究所で、フランス・パリに本部がある。世界二六カ国にネットワークがあり、生物学・医学を中心に研究を行なっている。

いる可能性があり、環境へのリスクがあらためて問題となりそうだ、と指摘しました。

米国ノートルダム大学の生態学者ジェニファー・タンクらのチームが行なった研究でも、Btトウモロコシがもたらす殺虫毒素が、河川を汚染していることが明らかになり、その詳細が『全米科学アカデミー』誌に発表されました。トウモロコシを収穫した六カ月後に、コーンベルト地帯にあるインディアナ州の河川二一七個所を調査したところ、八六％の調査個所でトウモロコシの葉や茎・花粉を確認し、一三％でBtトウモロコシ由来のBt蛋白質が見つかり、二三％でBt蛋白質が水に溶けていたといいます。殺虫毒素が見つかった個所は、いずれもトウモロコシ畑から五〇〇m以内でした。コーンベルト地帯はインディアナ、アイオワ、イリノイの各州にまたがっており、各州の河川はその九〇％がトウモロコシ畑から五〇〇m以内にあり、汚染の可能性が強いことが明らかになったのです。

その殺虫毒素が実際に生物に悪影響が出ているという報告が出ました。米国インディアナ大学の研究者がまとめたもので、その内容は『全米科学アカデミー』誌二〇〇七年一〇月八日付に掲載されました。論文をまとめ

コーンベルト
アイオワ州、イリノイ州、インディアナ州などの米国中部のトウモロコシ生産地帯。

たのは、同大学行政環境大学院助教授のトッド・V・ロイヤーらで、Btトウモロコシやその花粉などが河川に流入したため、水生昆虫のトビケラの成長率が半減以下となる成長阻害が起き、死亡率が高くなった、と指摘したのです。それまでBt作物がもたらす生態系への影響の中で、水生昆虫で調査されてきたのは、ミジンコだけでした。トビケラは、殺虫性作物がもつBt毒素の標的害虫の近縁に当たります。このトビケラは、魚や両生類などのエサとなるため、生態系に大きな影響がでかねないと指摘しています。

土壌微生物への影響や土壌の貧困化の指摘も多くなっています。インドの民間団体・「科学技術エコロジー研究財団」が二〇〇九年二月に発表した報告によりますと、殺虫性（Bt）綿の栽培が広がり、土壌の貧困化が起きているというのです。同研究財団が三年連続でBt綿を栽培した畑と、在来品種を栽培した畑を比較したところ、Bt綿を植えた畑で土壌微生物などの減少が有意の差で起きていました。特に減少が著しいのが放線菌類で、二年前に比べて一七％減少していました。その他の細菌類が一四・二％減、デヒドロゲナーゼ（脱水素酵素）が一〇・三％減、酸性ホスフォターゼ（リン酸を分解する酵素）が二六・六％減、ニトロゲナーゼ（窒素固定酵素）が二

トビケラ
蛾に似た昆虫で、幼虫は水中にすみ、成虫は水辺に見られる。多くは夜行性で明かりに集まる。

放線菌類
グラム陰性の細菌のうち、糸状の細胞や菌糸を生じる細菌のこと。土壌中に広く存在する。

二・六％減でした。同研究財団は、Bt綿の栽培をこのまま続ければ土壌微生物が死滅して、土地は耕作不能に陥る、と警告を発しています。

土壌中の微生物にも影響が出ていました。二〇一二年に米国ポートランド州立大学のチームは、Btトウモロコシと、土壌中で作物の根と共生するアーバスキュラー菌根菌の形成との関連を調べ、発表しました。Btトウモロコシは、非Btトウモロコシと比べると、アーバスキュラー菌根菌の形成が少ないことが明らかになりました。アーバスキュラー菌根菌は、作物の根と栄養分などのやり取りを行ない大切な役割を果たしています。

アーバスキュラー菌根菌の形成だけではありません。エヴァ・シリナートシンジは、根の細菌群を調査しました。Bt綿三系統と、対照群として通常の綿の同じ三系統を用い、根の細菌群を比較して調査したところ、Bt綿の方がそれぞれ四四・四％、二五・〇％、五一・三％減少していました。Bt綿が作物の生産に大きく影響する土壌細菌の生態系をかく乱していることが明らかになったのです。この結果は、『エコロジスト』誌（二〇一六年一一月二四日）に発表されました。この著者は英国ＩＳＩＳ（Institute of Science in Society）に所属する科学者で、Bt綿の栽培が続けば、作物の生

アーバスキュラー菌根菌

植物の根の中に菌糸を発達させる糸状菌で、土中にも菌糸を張り巡らせて植物が届かない場所の栄養分を根に届けている。その代わりに植物から糖などを受けて繁殖している、植物と共生関係にある細菌。

育や害虫への抵抗力の低下につながると指摘しています。

このように殺虫性作物が標的生物以外に及ぼす影響も、大変深刻です。早急に栽培を中止させる必要があります。

Q18 遺伝子組み換え作物が新種の微生物を作り出しているって本当ですか？

遺伝子組み換え生物は自然界にない新たな生物ですので、予期しない生物を誕生させることが懸念されていましたが、実際に起きているのでしょうか？

除草剤ラウンドアップの多用、またはラウンドアップに抵抗力を持たせた遺伝子組み換え作物の栽培面積の拡大によって、新種の微生物が出現しており、家畜の不妊や自然流産を引き起こしている可能性があることが分かりました。このことを指摘したのは、パデュー大学名誉教授ドン・M・ヒューバーで、植物病理学、生物兵器、疾病等を専門とする研究者です。同氏はこのままいくと大変な問題になると警告を発し、発表しました。そして、その警告の内容を二〇一一年四月に各メディアが一斉に報じました。同氏は、さらにラウンドアップ作物の規制撤廃を即刻中止するよう求める書簡を農務大臣あてに送りました。

この微生物は電子顕微鏡（三万六〇〇〇倍）でしか見えない病原体で、すでに広範に広がっているということです。ヒューバーはこの微生物を「顕微鏡の病原体」と名付けており、動植物、おそらく人間もふくめて健康に有害な影響を与える可能性があると指摘しています。

とくにラウンドアップに耐性を持った大豆やトウモロコシ製品に高濃度で含まれているため、グリホサート耐性遺伝子または除草剤ラウンドアップとの関連が疑われると指摘しています。植物では、収穫を減らす原因になっている二種類の病気（大豆の突然死症候群〔ＳＤＳ〕とトウモロコシの立ち枯れ病）に罹（かか）った植物から、この微生物が多量に検出されています。

動物では、自然流産や不妊になった多種の家畜の体内にこの微生物が存在することが確認されており、臨床実験でも流産を引き起こすことが確認されています。この間、高濃度の微生物に汚染された小麦飼料を与えられて妊娠した雌牛一〇〇〇頭のうち四五〇頭が流産し、汚染のなかった同時期に牧草を与えられていた雌牛一〇〇〇頭では一頭も流産しなかった、というデータもあるというのです。

原因や拡散状況、影響などが突き止められていない現状では、少なくとも十分なデータが得られるまで、農務省は除草剤耐性の遺伝子組み換え作

大豆突然死症候群
フザリウム菌などの糸状菌がもたらす、生育中期以降に起きる病気で、突然、落葉などが起きて枯れることからこの名がある。

トウモロコシ立ち枯れ病
苗立ち枯れ病ともいうが、出芽時に多湿などの条件によって、フザリウム菌などの糸状菌がもたらす、苗が枯死する病気。

物に対する規制を緩めるべきではない、と同教授は訴えています。

遺伝子組み換え作物の拡大は、さまざまな予期しない問題を引き起こすことがかねてから指摘されていました。とくに問題となるのが、予期しない生物の誕生によって引き起こされるバイオハザードです。ドン・M・ヒューバーが指摘した、この新たな微生物の出現は、遺伝子組み換え技術だけでなく、ゲノム編集技術をはじめ、次々に出現しているさまざまな新しいバイオテクノロジー応用生物がもたらす未来を暗示しているようです。

Q19 日本でも遺伝子組み換え種子がもたらす汚染が広がっている？

日本では遺伝子組み換え作物が栽培されていませんが、種子がこぼれ落ちて汚染が広がっていると聞きました。どのような形で拡大しているのでしょうか？

日本では、遺伝子組み換え作物の商業栽培は行なわれていません。しかし、輸入大国であることから大量の遺伝子組み換え作物が輸入されており、それが原因で汚染が拡大してきました。この輸入した作物の種子がこぼれ落ち、自生が拡大しているのです。

現在、日本に入っている遺伝子組み換え作物は、公式にはトウモロコシ、大豆、綿実、ナタネの四作物で、主に食用油などの食品や食品添加物になっており、さらには飼料にもなっています。この四作物の輸入の形はすべて種子であり、こぼれ落ちなどで環境中に撒かれると自生します。遺伝子組み換え作物の輸入が始まってから二〇年以上が経ちましたが、年々繰り返される汚染によって自生が広がっています。特に深刻なのがナタネです。

カナダでは一九九六年から遺伝子組み換えナタネの栽培が始まり、年々作付け面積を拡大し、汚染が拡大し、二〇一四年での全ナタネ畑の九五％が遺伝子組み換えになってしまいました。そのカナダでは、ナタネというとほとんどがカノーラと呼ばれる品種です。そのカナダ産ナタネはその多くが、鹿島、四日市、博多などの輸入港で荷揚げされ、トラックに積み込まれナタネ油製造工場へと運ばれていきます。倉庫の出し入れの際、トラックへの積み込み・積み降ろし、輸送の際に、種子はこぼれ落ち、自生し始めました。その種子が成長して花を咲かせています。花が咲くと花粉が飛散して次の世代をつくります。このように、日本全国に遺伝子組み換えナタネの汚染が広がり始めたのです。

カナダでの遺伝子組み換えカノーラは、すべて除草剤耐性で、除草剤ラウンドアップ耐性の品種と除草剤バスタ耐性の品種がほぼ半数ずつを占めてきましたが、最近ではバスタ耐性が増加しているようです。前者はモンサント社が、後者はバイエル社が開発したものですが、この両社が合併したことから、同じ企業のものになりました。日本で作られてきた在来のナタネにはエルシン酸が多く食品に適さない、というのがカナダ産カノーラ

群生する除草剤耐性ナタネ

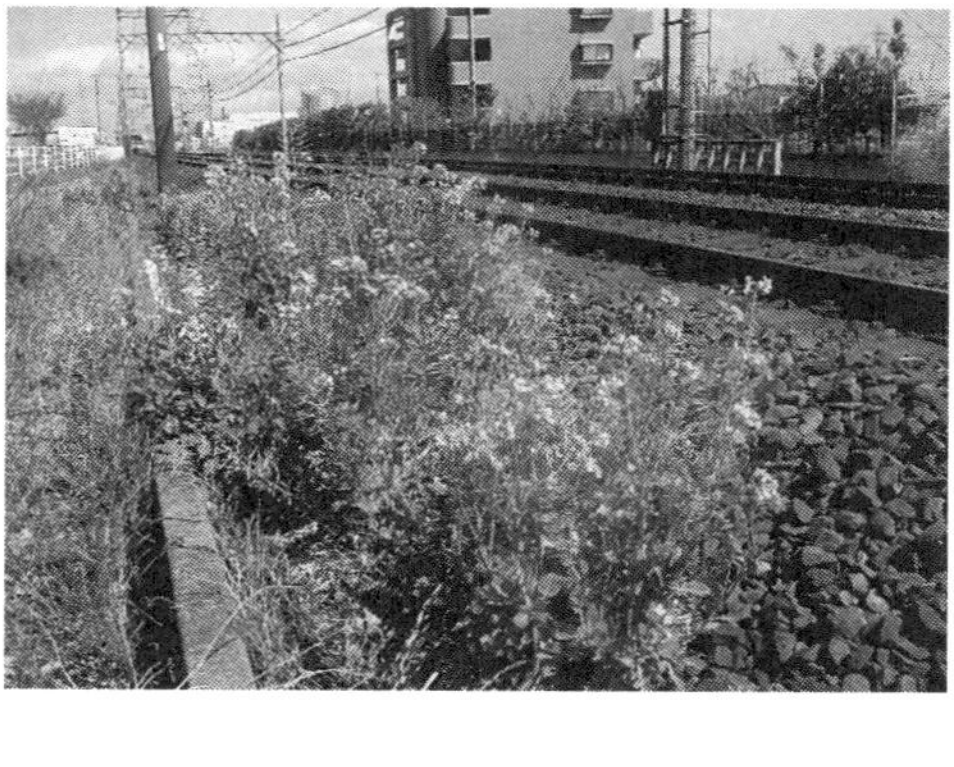

（写真提供：遺伝子組み換え食品を考える中部の会）

に市場を席巻された理由のひとつでした。現在、日本で作られている在来のナタネは、品種を改良してエルシン酸を少なくしたものになっていますが、国産は〇・二％（二〇一八年）と、ほんのわずかになってしまいました。

カナダから入ってくるカノーラの中の遺伝子組み換え品種の割合が増えつづけた結果、最近では自生しているカノーラの多くが遺伝子組み換え品種です。その遺伝子組み換えナタネの自生が広がり、カラシナや在来のナタネだけでなく、ブロッコリーや大根、さらにはハタザオガラシ、イヌカキネガラシといった雑草との交雑種も見つかるようになり、このまま汚染が拡大すれば農家の畑にまで汚染がおよび、食品に入ってくる可能性も強まってきました。

遺伝子組み換えナタネの自生が最初に報告されたのは、二〇〇四年六月二九日のことでした。発表したのは農水省で、茨城県鹿島港周辺の調査報告でした。同報告は、農水省の委託を受けて、財団法人・自然環境研究センターなどが二〇〇二年と二〇〇三年、二年間かけて行った調査結果で、鹿島港の周辺で遺伝子組み換えナタネの自生が確認されたというものでした。

その後も農水省や環境省によって調査が繰り返し行なわれ、ナタネが入

エルシン酸

エルカ酸ともいい、一価不飽和のオメガ9脂肪酸である。エルシン酸を多量に摂取すると心臓によくないといわれ、日本のナタネには多く含まれていたため、ナタネ油はカナダ産カノーラに席巻された。カノーラはオレイン酸が主成分である。しかし、日本の在来のナタネも今はエルシン酸の含まれないものに変わっている。

ってくる港周辺での遺伝子組み換えナタネ自生が確認されてきました。このような事態は輸入開始の当初から想定されていたことです。輸入されている主要遺伝子組み換え作物は、すべて種子の形で日本に入ってくるからです。そのためこぼれ落ちれば自生します。そのため自生はナタネだけではありません。鹿島港や清水港周辺では、大豆やトウモロコシの自生も確認されています。さらには中国から輸入された種子汚染によって綿の自生も確認されています。

政府による調査は、港の周辺に限定されているため、汚染の拡大を調査するものにはなっていません。そこで二〇〇四年に市民団体の「遺伝子組み換え食品いらない！キャンペーン」が呼びかけ、市民自身による全国調査が提案され、二〇〇五年春から実施されてきました。調査個所は、主にカナダからのナタネが入る港と食用油工場、その港と食用油工場を結ぶ道路沿いの、点と点を線で結んだところですが、同時に、住宅街など、参加者が気付いた身近な場所にまで広がりました。

二〇〇六年には、ラウンドアップとバスタの二つの除草剤に耐性を持つものが見つかりました。開発した企業が異なるため、そのような品種は存

遺伝子組み換え食品いらない！キャンペーン

連絡先・東京都新宿区西早稲田一―九―一九―二〇七日本消費者連盟内　電話〇三―五一五五―四七五六

遺伝子組み換え食品を考える中部の会

連絡先・愛知県名古屋市東区葵一―一四―三食と環境の未来ネット気付　電話〇五二―九三七―四八一七

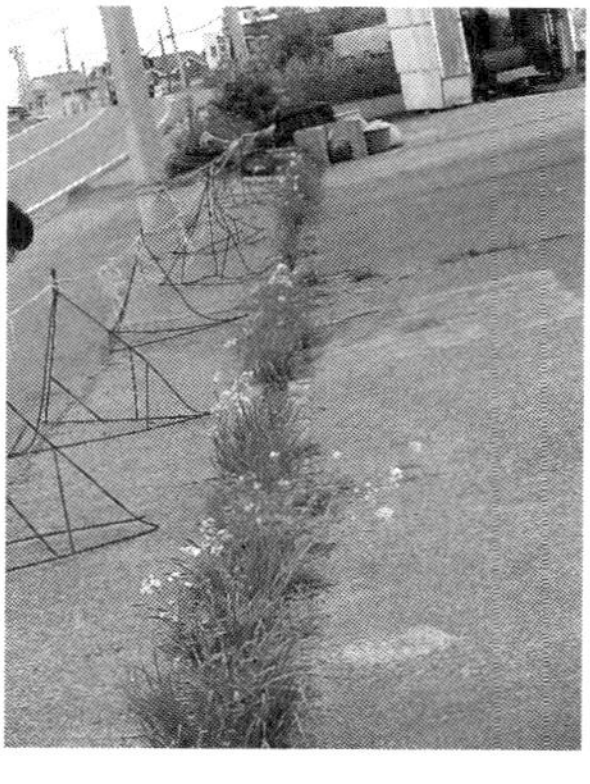

自生するナタネの多くが遺伝子組み換えになっている（鹿島港近辺）

在せず、どこかで交雑が起きたと思われます。

二〇〇七年には、三重県を毎年調査している市民団体の「遺伝子組み換え食品を考える中部の会（以下、中部の会）」が、遺伝子組み換えナタネの多年草化という現象が起きていることを確認しました。寒冷のカナダでは、ナタネは越年が困難ですが、暖かい日本では越年して何年にもわたって生きつづけ、樹木のように大きくなっています。こうなると毎年花粉をまきつづけることになり、生態系への影響はより深刻です。

二〇〇八年には、中部の会によって四日市で遺伝子組み換えナタネとカラシナとの交雑種が初めて確認され、二〇〇九年には、ブロッコリーとの交雑種が見つかりました。さらに二〇一〇年には、三重県にて雑草のハタザオガラシとの交雑種と思われるものが見つかりました。その後、イヌカキネガラシとの交雑種と思われるものも見つかっており、汚染拡大はとどまるところを知りません。

二〇一一年には、初めて、一次検査で陰性でも二次検査で陽性のものが見つかりました。「隠れ遺伝子組み換えナタネ」と表現しましたが、これまでとは違った問題です。原因究明と検査方法の見直しが必要になりまし

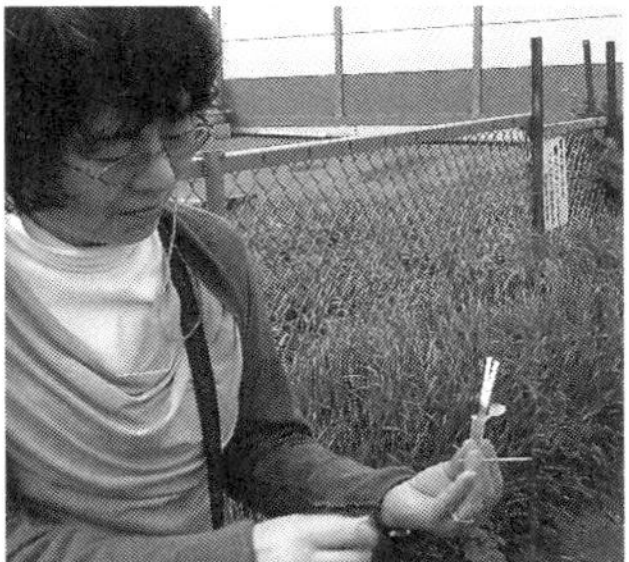
検査キットを用いた一次検査を行なっているところ

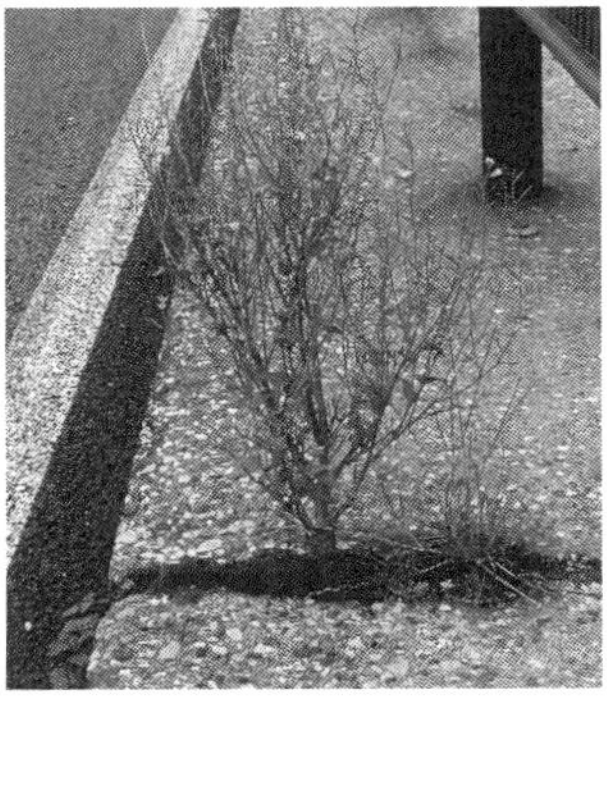
除草剤耐性の雑草ハタザオガラシ

（写真提供：遺伝子組み換え食品を考える中部の会）

た。そのため二〇一二年には、高木基金からの助成を受けて、博多港、四日市港、鹿島港といった汚染のひどい場所周辺で、一次検査では陰性のものを収集して二次検査に回し、遺伝子を検査する「隠れ遺伝子組み換えナタネ調査」を行ないました。その結果、博多港と四日市港でこの「隠れ遺伝子組み換えナタネ」が発見されました。また、この年は前年に起きた東日本大震災の影響か、汚染範囲が拡大していました。二〇一三年は、四日市・博多を中心に汚染がいっそう深刻化していました。二〇一四年には韓国でも市民による調査が始まりました。

二〇一五年には検査キットでうっすらと反応する擬陽性が増えました。なぜこのような現象が起きるのかは、まだよく分かっていませんが、調査する市民の間で戸惑いが広がりました。二〇一六年にはハマダイコンとの交雑の懸念が示され、環境省も調査を開始しました。二〇一七年には、交雑が重なったり、世代交代が繰り返されてきた結果、遺伝子組み換えナタネも複雑化していることが分かりました。それが擬陽性増加の原因だと推定されます。この年、韓国でナタネや綿で大規模な汚染が発覚しました。原因は、中国から輸入された種子によるものだということが分かりました。

一次検査と二次検査

遺伝子組み換えナタネかどうかを検査する方法として、一次検査では簡易キットを用いて蛋白質（除草剤耐性の性質）を見るのに対して、二次検査ではPCR法を用いて組み換え遺伝子の存在を見て判定している。

高木基金

高木仁三郎氏の遺言により、市民科学者の育成のために設立されたもので、正式には「高木仁三郎市民科学基金」という。数多くの市民による調査活動などに助成をおこなってきており、とくに福島第一原発事故後は、その存在感を強めている。

日本でも、二〇一八年に遺伝子組み換え綿の違法栽培が明るみにでました。やはり中国産種子に原因があるのではないかと見られています。

今後起こりうる大きな問題は、すでに米国では栽培が始まっているゲノム編集ナタネの日本への流入です。このゲノム編集ナタネは、従来の検査方法では判定できません。しかも、このような新たな遺伝子操作ナタネが自生して交雑を始めると、いっそう複雑な遺伝子を持つナタネが登場することになります。それらが生態系にどのような悪影響が出るかは、想像もつきません。以上のことから、次のようなことが言えると思います。

(1) 一〇年以上にわたる調査で、遺伝子組み換えナタネの自生が広がっていることを確認しましたが、年々汚染はひどくなっています。輸入港、食用油工場、輸送経路では自生が当たり前になっていました。さらにそれ以外のところにも広がっており、その原因は不明です。

(2) 飼料工場の近辺でも、複数ヵ所で遺伝子組み換えナタネの自生は確認されました。油粕を用いるため、自生はあり得ないと考えられていたところです。

(3) カラシナや在来のナタネなどとの交雑に加えて、他のアブラナ科の

2012年隠れ遺伝子組み換えナタネ調査結果

都道府県	調査場所	検体数	陽性		陰性
			ＲＲ	LL	
福岡県	博多港（3月13日）	6	2	0	4
福岡県	博多港（7月8日）	3	1	1	1
三重県	国道23号線沿い（5月20日）	11	3	1	7
三重県	国道23号線沿い（11月18日）	5	0	0	5
茨城県	鹿島港周辺（4月4日）	11	0	0	11
	合計	36	6	2	28

この調査は一次検査で陰性の検体を用い二次検査したものです。検査に当たっては、高木基金の助成を得ました。
ＲＲはラウンドアップ耐性、ＬＬはバスタ耐性ナタネ。

植物との交雑も起きており、このまま放置すると取り返しがつかない状況になりかねません。また、生物多様性への影響が懸念され、生態系を通して食品への混入の可能性も近づいたといえます。

(4) 今後は、大豆やトウモロコシの調査も必要ですが、遺伝子組み換え品種の種類が多いため、市民による調査では限界があり、公的な機関による調査が必要です。

(5) 対策としては、市民の活動やそれに協力する企業による引き抜きや清掃に依存しているのが現状です。国や自治体の放置したままの姿勢が問われているといえます。

(6) 抜本的には、遺伝子組み換え品種が大半を占めるカナダからの輸入を停止することが望ましく、非遺伝子組み換え品種の生産を維持してきたオーストラリアでも遺伝子組み換えナタネの作付けが始まり、国産の増産に努めることが必要になってきています。

この調査は世界的にも大きな反響をもたらしました。遺伝子組み換え作物を栽培しなくても、輸入すれば汚染が起きることを明らかにし、汚染調査が韓国、台湾、スイスなど世界各国で行なわれるようになりました。

二〇一五年遺伝子組み換えナタネ自生全国調査の結果

調査都道府県	採取数	陽性 RR	陽性 LL	陽性 RR+LL
青森県	15	3	0	0
宮城県	33	3	0	0
茨城県	30	0	2	0
千葉県	73	3	8	2
神奈川県	42	1	2	0
長野県	39	0	1	0
愛知県	15	1	2	0
大阪府	62	0	1	0
兵庫県	33	2	3	0
岡山県	15	2	1	0
福岡県	52	5	10	0
その他27道府県	538	0	0	0
38都道府県総計	947	20	30	2
				計52

遺伝子組み換え食品いらない！キャンペーンまとめ、そのほかに遺伝子組み換え食品を考える中部の会、農民連食品分析センターがそれぞれ独自の調査を行なっている

Q20 遺伝子組み換え作物が、農家などに経済的損失をもたらしているのですか？

遺伝子組み換え作物の種子汚染が拡大すると、意図しないでも遺伝子組み換え作物ができてしまうのでしょうか？　汚染により風評被害もあるのでしょうか？

三重県では、四日市港に陸揚げされたナタネが、食用油工場まで輸送される過程で、種子をばらまき、遺伝子組み換えナタネの自生が拡大しました。そのため三重県の特産品である菜花との交雑の可能性がでてきたとして、自家採種を断念する事態に追い込まれたことが、二〇一〇年に報道されました。

農家以外にも被害は広がっています。欧州では、インドから購入したオーガニック綿に遺伝子組み換え綿が混入していたため、オーガニックと表示できず、アパレルメーカーが損害を被る事態が起きました。オーガニックは、非遺伝子組み換えが原則です。この事件が、オーガニック綿の生産を直撃しました。

オーガニック（有機）食品
化学肥料や農薬を使用しないで作られた農産物・畜産物及び、そこから作られた食品のこと。一九九九年に開かれたコーデックス委員会で有機食品の国際規格が決まり、それを受けてＪＡＳ法で国内規格も定められた。農薬や化学肥料を原則三年以上使用していない農地で栽培され、第三者の認証機関により認証された農産物だけが「有機」と表示できる。加工品で「有機」と表示できるのは、九五％以上での有機農産物の使用が必要である。また、遺伝子組み換え

二〇一二年九月にインドで開催された、「欧州科学者ネットワーク」と「第三世界ネットワーク」が主催した、遺伝子組み換え作物に関する科学者シンポジウムで、「スイス有機農業研究所」のマティアス・クライスが「殺虫性（Bt）綿の急速な拡大がオーガニック綿の生産に及ぼす影響」というテーマで報告しました。Bt綿とは、遺伝子組み換え綿の一つで、綿自体に殺虫毒素があり、害虫が寄り付かなくなる作物で、インドをはじめ世界中に広がっています。報告によると「二〇一一年におけるインドでの綿生産中のBt綿の割合は九〇％に達しているが、そのインドはまた、世界のオーガニック綿の八一％を占めている。これまでオーガニック綿市場は急速な拡大を示しており、二〇〇五年には世界でわずか〇・一％だったが、二〇一〇年には一・一％にまで拡大していた。しかし、欧州でのオーガニック綿へのBt綿の混入事件によって、オーガニック綿市場がダメージを受け、二〇一一年には〇・七％に落ち込んでしまった。三五％減である」というものでした。

オーストラリアでは、西オーストラリア州で、有機農家の畑に、隣接の農家の畑から遺伝子組み換えナタネの種子が飛んできて汚染が起き、その

作物と放射線照射作物は有機と表示できない。

有機認証制度

有機作物・食品であることを保証するため、第三者機関による認証制度が設けられた。農家を抜き打ち検査できるなど、認証を担保できる仕組みになっている。

汚染で有機認証が取り消される事態が発生しました。さらには同州において、遺伝子組み換えナタネを輸送中のトラックが事故を起こし、大規模な汚染が起きました。

米国やカナダでは、有機農業の継続を断念する農家が相次いでいます。米国では、独バイエル・クロップサイエンス社が開発した遺伝子組み換えイネの種子が、未承認のまま流通し、農家に多大な損害を起こし、巨額の賠償金の支払いが生じています。

日本でも沖縄で遺伝子組み換えパパイヤ種子が知らないうちに違法に輸入され、作付されていたことが発覚し、ほとんどのパパイヤが伐採される事態となりました。事件は、遺伝子組み換えパパイヤの種子が、台湾から不法に輸入され、沖縄で栽培され、流通していたことが判明したというものです。農水省は、カルタヘナ国内法に基づき種子企業に在庫の廃棄を求め、同時に販売先の報告を求めました。また、沖縄県は、栽培されている木の伐採を進めましたが、補償は苗木だけで、収穫できなかったために失われた農家の収入は、国や県からは補償されなかったのです。

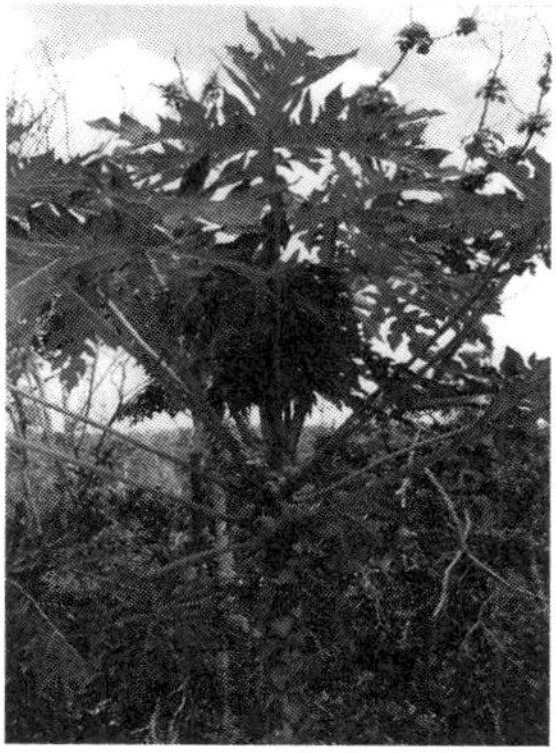

パパイヤは簡単に自生する（西表島にて）

Q21 インドでは殺虫性綿栽培の経済的損失で農家の自殺者が増えている？

インドでは毎年多くの自殺者が出て社会問題になっていますが、遺伝子組み換え綿がその原因だというのは本当ですか？どのくらい自殺者がいるのですか？

インドでは、作付される綿の大半が殺虫性（Bt）綿になったことから、さまざまな問題が顕在化（けんざいか）しています。とくに問題なのが、収量の減少が止まらない状態になっていることです。二〇一一年は、一〇月の収穫期を迎え、この五年でもっとも低い水準に達しました。種子代が高い上に、宣伝とは異なり収量は落ちる一方で、農家は経済的に追い詰められていったのです。

インドではそれまでの一六年間で二五万人の農民が自殺に追い込まれています。綿の生産地マハラシュトラ州では、この期間に五万人を超える農民が自殺しています。自殺者の三分の二が、同州のほかカルナタカ、マッディヤプラデーシュなど五つの州に集中しており、Bt綿と農民の自殺との間に強い関係が示されています。

米国ニューヨーク大学ロースクールの「人権と世界の正義センター」が二〇一一年春に発表した報告によると、自殺の原因は、経済の自由化や、市場のグローバル化が進むとともに、政府補助金が減少し、経費が増加し、収益が減少していることが大きいが、とりわけBt綿の栽培農家の自殺率が高いという点が注目される、と述べています。遺伝子組み換え品種の種子は高価ですが、高収穫量を約束された農家は借金をして種子を買ったのです。しかし、充分な収穫を得るには水をたっぷり与えて栽培しなければなりません。灌漑設備がなく、降雨に依存した栽培をしているインドの農民たちは、種子会社がアピールするような収穫・収入が得られず、借金の返済ができないまま悪循環に陥っているといいます。

収量減をもたらしている原因は、その他にもあります。その一つが、すでに述べた耐性害虫の拡大です。インドでは、Bt綿の葉を食べると死ぬはずの害虫（蛾の幼虫）が、葉を食べても死なないどころか繁殖しているのが確認されています。二〇一〇年に発表されたインド農業科学大学（UAS）の研究者の報告によると、Bt綿と非Bt綿の葉で繁殖する害虫の生態に、ほ

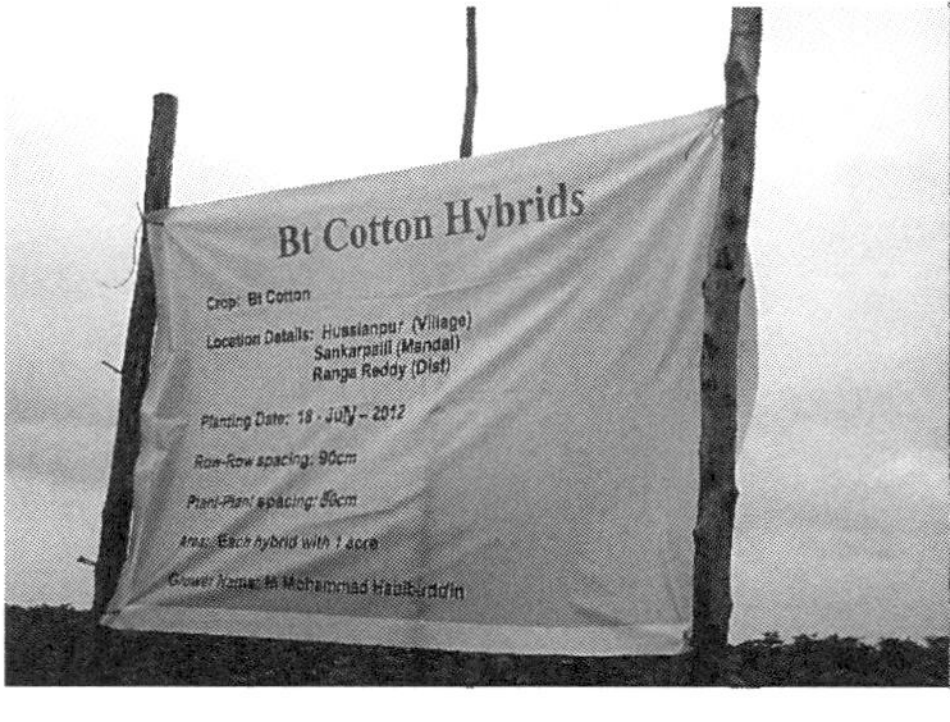
Bt Cotton Hybrids
Crop: Bt Cotton
Location Details: Hussianpur (Village)
Sankarpalli (Mandal)
Ranga Reddy (Dist)
Planting Date: 18 - July - 2012
Row-Row spacing: 90cm
Each hybrid with 1 acre

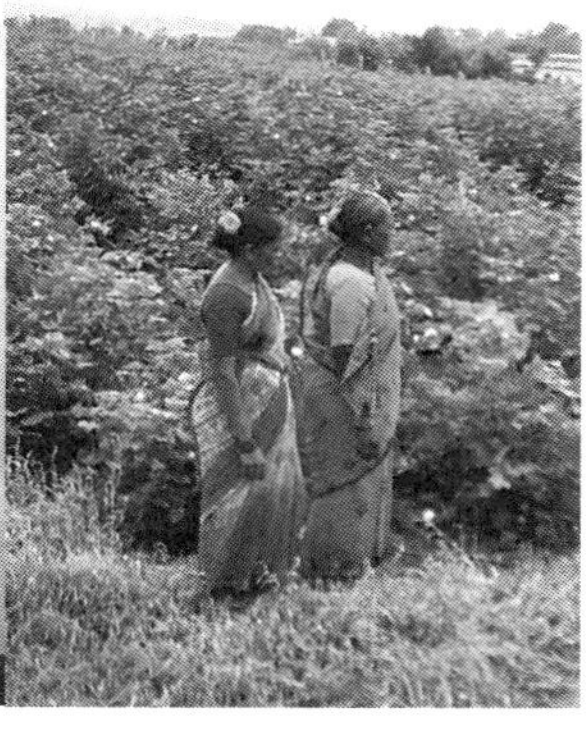

インドの綿畑

とんど差は見られなかったといいます。Bt綿は、害虫にとって有毒な蛋白質を産生していますが、試験栽培畑で見つかった害虫は元気に繁殖しており、その子孫も生殖能力に問題はなかったというのです。

綿の生産量も増えていません。同国の綿の生産量は、二〇一〇年までの過去五年、約五〇〇kg／ヘクタールで停滞したままです。これはBt綿の割合が五・六%だった二〇〇四年から、九〇%まで増えた二〇一〇年までほぼ変わっていません。農家は、種子代が高い分、収入が減少しているのです。経済的に苦しい状況が続く限り、インドの農家の間で悲劇は続いており、これからも続く可能性があります。

Q22 青いカーネーションやバラが開発されましたが、問題ないのですか？

遺伝子組み換えの花卉が開発されているそうですが、どのような種類の花が開発されているのですか？　花ならば問題はないのでしょうか？

遺伝子組み換え技術を用いた青い花の開発が活発に行なわれています。二〇一二年五月にはサントリーが新潟県と共同で、青いユリの開発に成功したと発表しました。サントリーHD傘下のサントリービジネスエキスパートと新潟県農業総合研究所が二〇〇六年から開発を進めてきたものです。同年二月末には、千葉大学大学院園芸学研究科の三位教授と石原産業の研究チームが青いコチョウランを開発した、というニュースが流れたばかりでした。同研究チームは、二〇一一年には青いダリアを開発したことも明らかにしています。遺伝子組み換え技術を使えば、それまで品種の改良ではできなかった、青い花が手軽にできる時代に入ったといえます。

遺伝子組み換えによる花卉（かき）の開発が本格的にスタートしたのは、一九九〇年のことでした。この年、サントリーがオーストラリアのカルジーン・パシフィック社（後のフロリジーン社）と共同で青いバラの開発に着手しました。カルジーン社は遺伝子組み換え技術についての有力な特許を持つ米国のベンチャー企業で、後にモンサント社によって買収されることになります。またフロリジーン社は二〇〇三年にサントリーの傘下に入ることになりました。一九九三年にはキリンビールや協和発酵も青い花の開発に乗り出しました。なぜ青い花かというと、バラやチューリップ、ユリなどは、青い色素を作ることができず、通常の交配では誕生させることができなかったからです。

いま青い花づくりで用いられている遺伝子は、青いカーネーションではペチュニアとパンジー、青いバラではトレニアの遺伝子が導入されており、青いユリではカンパニュラの遺伝子が導入されています。

なぜ青い花なのでしょうか。花卉市場の大きさをにらんだ企業戦略がそこにあります。二〇一三年の花卉小売市場は一兆三六九億円（矢野経済研究所）と、一兆円を超える大きな市場です。この巨大な市場を目指して開発が進んでいるのです。しかし、開発が過熱すればするほど、懸念される

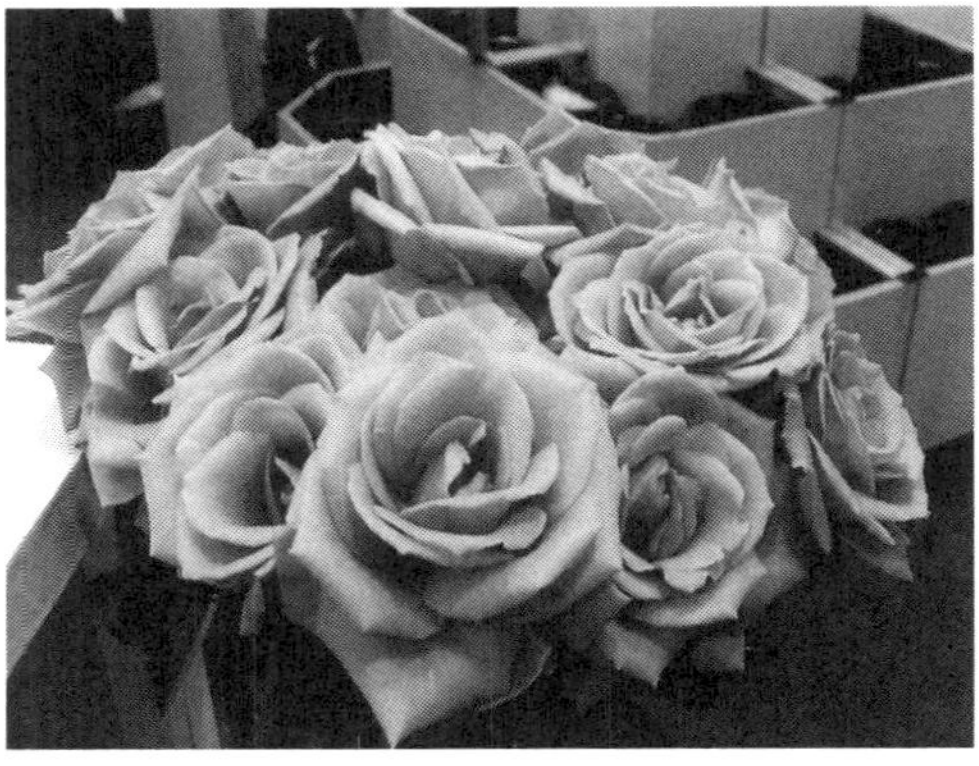

サントリーが開発・販売している青いバラ（提供：マーティン・フリッド）

のが生物多様性への影響です。現在、環境への影響に関しては、カルタヘナ議定書に基づく国内法で規制されています。しかし、この法律は野生植物への影響だけを規制し、農作物や野生動物、人間への影響などを事実上対象外とするなど、実効性を持たないことが問題になってきました。

遺伝子組み換え花で懸念されるのは、交雑の範囲が広いことです。ユリ科は、植物においてイネ科、ラン科に次いで大きな科です。カーネーションはナデシコ科で、野生植物が多いことで知られています。バラ科にはナシ、リンゴ、ビワなどの果実もあります。徐々に交雑の範囲が広がり、いったん種の壁を超え広がり始めると、やがて科全体にまで汚染が及ぶ可能性もあり得ます。

さらにはバラの場合、挿し木で増やすことができます。すなわち、遺伝子組み換え生物を各家庭で簡単に増殖できる、初めてのケースです。また花卉の場合、食の安全は評価されていません。しかし交雑の拡大によってやがて食品にまで影響が及ぶ可能性もあります。

そもそも、なぜ色を変える必要があるのでしょうか。なぜバラやカーネーション、ユリなどには青い色がないのか、そこには色のすみわけなど、

挿し木
植物の成長点などの一部を切り離し、土にさして発芽・発根させる繁殖法。この方法を用いると、母木と遺伝的に同じ形質の植物を簡単に得ることができる。

昆虫や鳥など生態系全体にかかわる自然の知恵があるはずです。人間の商売優先の考えが、地球や人間に負の影響を拡大してきましたが、その一つのケースになりかねません。

最近でも未承認の遺伝子組み換えペチュニアが世界中に拡散していることが分かりました。このペチュニアを発見したのは「フィンランド食品局」で、オレンジ色をした自然界にはない花の色だったことから判明しました。研究者は、トウモロコシの遺伝子を導入したものと考えています。この遺伝子組み換えペチュニアは、ドイツとオランダからフィンランドに輸出されていました。その後、イギリスでも見つかり、「フィンランド食品局」の報告を受けた日本でも農水省が調査したところ、タキイ種苗やサカタのタネなどが販売していたペチュニアもまた、汚染されていることが明らかになりました。このように何が起きるか分からない上に思いがけない拡大をもたらすのが、遺伝子汚染の恐さです。

Q23 ゲノム編集技術で作られた作物は環境にどのような影響がありますか？

ゲノム編集で操作した作物の場合、遺伝子組み換え作物が環境にもたらす影響と同じような悪影響があるのでしょうか？違う影響なのでしょうか？

ゲノム編集技術が用いられて開発された作物で、すでに栽培が始まっているのは米国でのナタネと大豆だけです。その他の新しいバイオテクノロジーを用いて開発され、栽培が始まっているのは、ＲＮＡ干渉法（Ｑ27参照）を用いて開発されたジャガイモだけです。しかし、これからさらに栽培が予定されており、作物の種類が増え、栽培面積も拡大することが予定されています。

これらの新しいバイオテクノロジーを応用した作物が、生物多様性などへの被害を引き起こさないために、どれだけ根本的な規制ができるかが問われているといえます。しかし、この新しく登場したゲノム編集やＲＮＡ干渉法などの作物への、世界各国の政府の対応は遺伝子組み換え生物同様に消極的です。最低限、遺伝子組み換え生物と同様にカルタヘナ法に基づく生物多様性影響評価を行なう必要がありますが、それを避けたいという企業や研究者などの圧力に屈し、規制がないか、あってもわずかにとどめようという動きがみられます。

そんな中で、最初に規制に動いた国がニュージーランドです。同国では、環境省が規制をしないことを決めましたが、市民団体が訴え、二〇一四年に裁判所が規制をすべきと判断したのです。その後、オーストラリア・ニュージーランド食品基準局は、食の安全審査に関しては、規制の対象外とすることを決めました。環境では規制、食の安全性に関しては規制なしということになりそうです。

その後、対応が注目されてきたのがヨーロッパでした。米国やカナダ、アルゼンチンなど、規制がないまま栽培が進んでいたり予定されている国とは別個に動くのか、それとも規制をするのか、大きな論争になってきたからです。二〇一七年九月二八日、欧州の科学者団体である社会と環境への責任をもつ欧州科学者ネットワーク（ＥＮＳＳＥＲ）が、六〇人を超える科学者の署名とともに、ゲノム編集を含める新しいバイオテクノロジーを

生物多様性影響評価

地球はさまざまな生物がつながりあって活動している。その生物種の多様さが自然環境の豊かさの指標になっている。遺伝子組み換え生物やゲノム編集生物が、その多様性に影響を及ぼさないかどうかを評価すること。

応用した作物・食品に対して警鐘を鳴らす声明を発表しました。EUで規制について検討中の新しいバイオテクノロジー応用食品の対象は、「新植物育種技術（NPBT）」と呼ばれています。

この声明では、これらの技術を応用した食品は、食の安全面で問題があると同時に、生態系に悪い影響が出る危険性があり、厳格に規制すべきであると述べています。とくにゲノム編集では、目的とする遺伝子以外のDNAも切断してしまう「オフターゲット」を防ぐことは困難であり、それが時には、生命体にとって大事な遺伝子の働きを破壊してしまう可能性があると指摘しています。そのオフターゲットがまた予想外の影響を生態系に引き起こす可能性があると警告しました。ゲノム編集はまた「バイオテロ」をもたらす可能性があり、ゲノム編集を応用した遺伝子ドライブは、生態系を破壊する危険性が高いとして、遺伝子組み換え技術と同様の厳格な規制を行なうべきと要請したのです。

なぜこのような声明が出されたかというと、欧州でも「新しいバイオテクノロジーを応用した作物・食品は遺伝子組み換え作物・食品とは異なる」として、規制を免れようとする動きが見られたからです。実際、EU

オフターゲット作用概念図

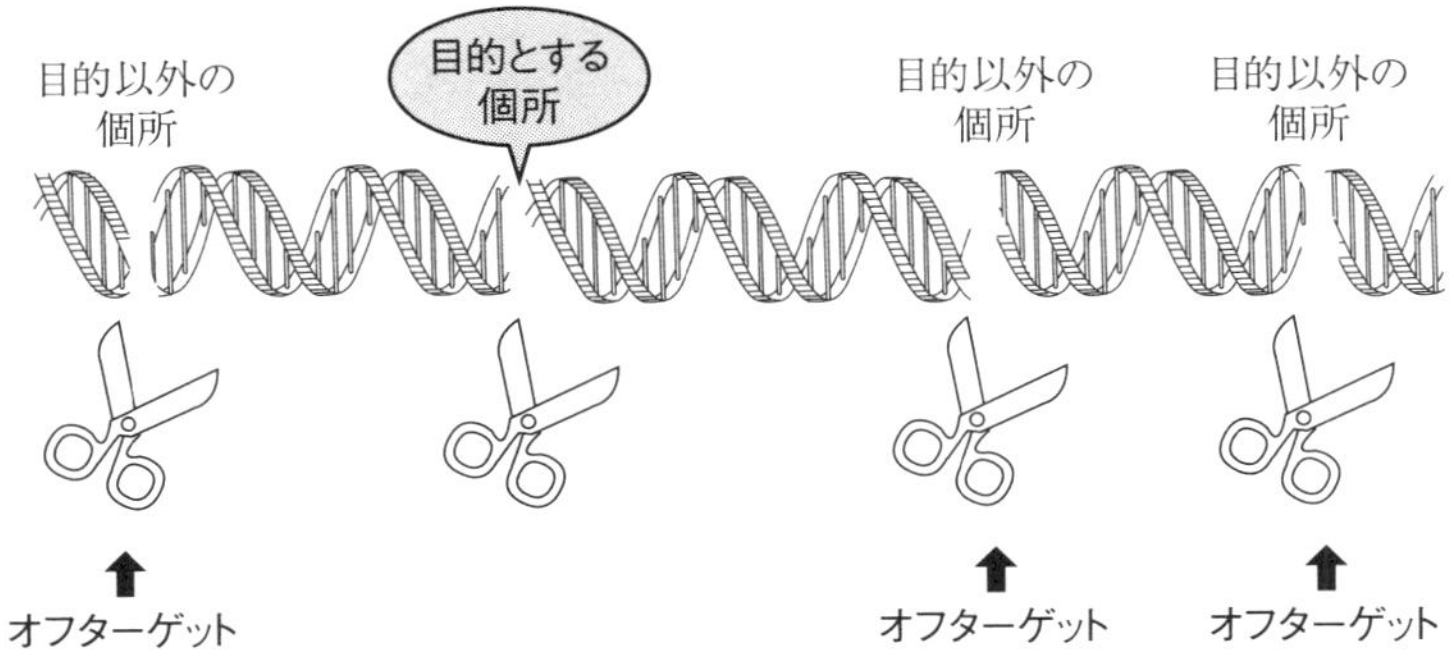

の行政機関である欧州委員会は規制なしを打ち出し、それに対して消費者や農家、科学者がＥＵの司法機関である欧州司法裁判所に、新植物育種技術で開発した作物は遺伝子組み換えと同じ扱いを求めるよう訴えました。

二〇一八年七月二五日、欧州司法裁判所がこのゲノム編集など新植物育種技術について、遺伝子組み換え生物と同じに扱うという判断を下しました。これにより欧州では、ゲノム編集などで遺伝子を操作した作物については、従来の遺伝子組み換え生物同様、生物多様性影響評価を行ない、食品としての安全性を評価し、食品表示を行なわなければならず、その表示が正確かどうかを裏付けるためのトレーサビリティを行なわなければならなくなったのです。この問題での焦点は、ゲノム編集で改造した生物などが、生物多様性条約カルタヘナ議定書の対象になるかどうかです。この点については、新植物育種技術と同様に後ほど触れることにします。

ＥＵでは、この判決により、ゲノム編集などで開発した作物の栽培に関しても、遺伝子組み換え作物同様に各国の判断で禁止できることになります。この判決を受け、ドイツの企業バイエル社とＢＡＳＦ社は、新植物育種技術を用いた欧州での新たな作物開発を断念することを明らかにしました。

新植物育種技術

遺伝子組み換え技術やゲノム編集技術などのバイオテクノロジーを応用して開発されている、新品種開発の技術（Ｑ29参照）

トレーサビリティ

追跡可能性ともいい、例えば、販売されている食品から、その原料である作物の生産者が誰で、どのように作ったかまで分かる仕組み。

プロブレムQ&A

III ゲノム操作作物・食品

Q24 ゲノム編集でどんな作物がつくられているのですか？

ゲノム編集で操作した作物もすでに市場に出たものがあると聞きましたが、どんな作物でしょうか？　これから小麦や稲など主食にも開発が及ぶのでしょうか？

ゲノム編集技術を用いて開発され、すでに市場化されている作物は二種類あります。ひとつが米国カリフォルニア州にあるベンチャー企業サイバス社が開発した除草剤耐性ナタネです。この作物はスルホニルウレア系除草剤に耐性を持たしたものです。同社は穀物メジャーのカーギル社と組んで、売り込みを図っています。もう一つは大豆で、ミネソタ州にあるベンチャー企業のカリクスト社が開発した、高オレイン酸大豆です。このゲノム編集大豆は二〇一八年の秋収穫され、米国中西部で販売が始まりました。

米国では規制がないため、これらはすでに流通しており、表示もないため多くの消費者は出回っていることすら知らないでいます。そのため日本に輸出されていたとしても分かりませんし、すでに私たちの食卓に入って

オレイン酸
オメガ9系の一価不飽和脂肪酸の代表。常温では液体で、体内でも合成されるため必須脂肪酸ではないが、悪玉コレステロールを少なくするといわれている。

きているかもしれません。

その他にも、さまざまなゲノム編集作物が開発されています。米国ペンシルベニア大学の研究チームが開発したのが、変色しないマッシュルームです。その他にも、日本の理化学研究所などが、芽に含まれる有害物質のソラニンやチャコニンといったアルカロイドを減らしたり、加熱した際に生じる発がん物質のアクリルアミドを低減させたジャガイモ作りを進めています。

ゲノム編集で種子市場の独占を狙って競っているのが、モンサント社とデュポン社です。遺伝子組み換え作物では、特許を抑えたモンサント社によって種子の支配が進みました。そのため新世代の技術であるゲノム編集での特許権争いが過熱化していることはすでにお伝えしました。そのモンサント社は今、バイエル社となっています。

デュポン社はすでに、干ばつ耐性トウモロコシ、収量増小麦を開発しており、野外での栽培試験に入ろうとしています。その他にも、ゲノム編集による樹木の開発も、米国・中国・スウェーデンで進められています。スウェーデンではポプラ（開花・成長・枝や葉や根の生産を操作）で開発を進め、

アルカロイド
アルカリに似た化学物質という意味で、毒性を持つものが多い植物の成分。モルヒネ、コカインなどのように鎮痛などが目的で医療に用いられているものもある。

アクリルアミド
毒物劇物取締法での劇物に指定されている有害物質。変異原性がありＰＲＴＲ制度（化学物質排出移動量届け出制度）での第一種指定物質にもなっている。

野外実験を行っています。

さらには緑藻からバイオ燃料を作る試みも中央大学の研究チームによって進められています。緑藻はエネルギーをでんぷんと油脂に変えて蓄えます。その内、でんぷんに蓄える際に必要な遺伝子を壊し、油脂だけがたくさんたまるようにしたものです。同じように、オイル産生酵母も米国カリフォルニア大学リバーサイド校の研究チームが開発中です。

日本でも、独立法人・農業・食品産業技術総合研究機構（農研機構）が、ゲノム編集技術としては初めてとなる、遺伝子組み換え稲の隔離圃場での栽培試験を開始したこともすでにお伝えしました。「シンク能改変稲」（Q12参照）です。

また中国でもゲノム編集技術を用いた稲の開発が進められています。「中国農業科学アカデミー」のヨンウェイ・サンが、ゲノム編集技術を用いて、澱粉糖のアミロースを増やす稲の開発を進めているということです。

ゲノム編集による植物の開発例
除草剤耐性ナタネ、トランス脂肪酸を含まない大豆、変色しないマッシュルーム、ソラニンを減らしたジャガイモ、アクリルアミド低減ジャガイモ、干ばつ耐性トウモロコシ、収量増小麦、収量増稲など。バイオ燃料用樹木・緑藻・酵母。

Q25 ゲノム編集にはどんな問題があるのですか？

ゲノム編集には、どんな問題があるのでしょうか？　遺伝子を操作するのですから、生命体に取り返しがつかない影響が出る可能性はないのでしょうか？

ゲノム編集は、遺伝子を壊す技術です。生命体は、バランスや調節で成り立っています。ホルモンの分泌が多すぎるとそれを抑えようとしますし、臓器や組織は大きくなり過ぎると病気や障害の原因になります。そのため、それを抑制して適度な大きさにしています。そのようなバランスや調節によって維持されているのです。その生命体が持つバランスや仕組みをあえて壊すのです。遺伝子の働きは、どれ一つとっても大切なものです。人間の都合で改造することで、その生命体にとって大事な機能が奪われてしまう可能性があります。遺伝子ですので、次世代以降に影響が受け継がれるケースも多くなります。

また、ＤＮＡを切断して遺伝子を壊しますが、目的とする遺伝子以外の

ＤＮＡを切断してしまいます。それを「オフターゲット」（Ｑ23参照）といいます。膨大な数の遺伝子の中で、どこの遺伝子が壊れたかを見分けることは困難です。それにより生命体にとって大事な遺伝子の働きが失われてしまう可能性があります。それはその生命体だけでなく、生態系や食の安全にも直接影響する問題なのです。

さらには細胞によって、ゲノム編集されたものとされないものが入り乱れる「モザイク」と呼ばれる現象も起きることが確認されています。このモザイクも、防ぐことが不可能なのです。

遺伝子は大変複雑なシステムで成り立っています。以前は、一つの遺伝子が一つのたんぱく質を作ると考えられていましたが、一つの遺伝子が複数のたんぱく質を作り出していることが分かってきました。そのことに加えて、遺伝子同士が連絡を取り合うなど、複雑な働きがあることが分かってきました。その複雑な遺伝子全体のシステムをかき乱してしまいます。

ゲノム編集技術で現在行なわれている遺伝子操作の大半は、ＤＮＡを切断し遺伝子を壊す操作です。このような操作だけですと跡が残らないため、操作したどうかが分からなくなり、悪用が可能になります。また実に簡単

オフターゲット

標的遺伝子だけでなく、標的外のＤＮＡの部位を切断して、遺伝子の発現を抑制すること。ゲノム編集技術の安全性で最大の問題点のひとつになっている（一一七頁下欄図参照）。

モザイク

通常は小片を寄せ合わせて作る工芸品などを指すが、ゲノム編集技術では、ゲノム編集した細胞と通常の細胞が組み合わさって発生・発達していくことをいう。

な操作でできるため、ＤＩＹバイオが広がっています。自宅の車庫でもできることからガレージ・バイオとも呼ばれています。しかし遺伝子を操作するのですから、生命体に大きな影響をもたらすのです。さらには生態系や食の安全にまで影響が及びます。その操作の簡単さと結果の重大さの間にギャップがあります。そのことが意識されないまま応用が進んでいるといえます。

ＤＩＹバイオ

各自がかってに（Do It Yourself）生命操作すること。装置も安価になり、試薬等も簡単に入手できることから、自宅でもゲノム編集ができるようになってきている。

Q26 遺伝子ドライブとは何ですか？　また、どんな問題があるのでしょうか？

ゲノム編集技術の応用に遺伝子ドライブ技術があると聞きました。後代にまで影響が及ぶようにする技術だそうですが、どんな問題があるのでしょうか？

ゲノム編集の仕組みを遺伝子として組み込み、次の世代、さらに次の世代と同じ遺伝子を破壊し続けさせるのが、遺伝子ドライブ技術です。この技術はすでに実用段階に達しており、このまま広がると、種の絶滅をもたらすなど、とんでもないことが起きるとして、科学者の間でもモラトリアムを求める声が広がっています。

例えば、蚊の遺伝子にＣＲＩＳＰＲ／Ｃａｓ９遺伝子を組み込んだとします。そのＣＲＩＳＰＲ／Ｃａｓ９は雌になる遺伝子を破壊するように改造したものだとします。この遺伝子を受け継いだ蚊は雄だけを作り続けるようになります。そうするとゲノム編集した蚊が、自然界にいる野生の蚊と交雑すると、雄の子どもしか生まれません。この交雑が繰り返されると、

対立遺伝子
　人間などで生まれてくる子どもは父親と母親の両方から一組ずつ計二セットの染色体を受け継ぐ。それぞれの染色体での同じ遺伝子座にある遺伝子のことをいう。

わずか数匹を放つだけで、次から次に雄だけができるため、やがて雄しかいなくなり交雑がなくなり、その蚊は絶滅することになります。

この技術のポイントは「対立遺伝子を変える」点にあります。雄と雌が交雑すると、雄の染色体と雌の染色体の一対の染色体が受け継がれます。その受け継がれた際に、雄の染色体にゲノム編集遺伝子を組み込み、それが受け継がれるようにしたとします。雌は野生のものです。そうするとできた子どもの一方にゲノム編集遺伝子があり、もう一方にはそれがありません。しかし、そのゲノム編集遺伝子が、その遺伝子を持たないもう一方の染色体にコピーされ入り込むように遺伝子を操作してあるのです。そうすると、両方の染色体でゲノム編集遺伝子を持つことになります。受け継がれたその世代が野生種と交雑しますと、また同じことが起きることになり、さらにその次の世代、さらにその次の世代と、世代を越えて拡大しながら受け継がれていくのです。

このようにゲノム編集遺伝子が、その遺伝子を持たない相手の染色体にコピーされ入り込むのです。こうしてゲノム編集遺伝子は、確実に受け継がれ、次の世代、さらに次の世代でもＤＮＡを切断し続け、雄の子どもし

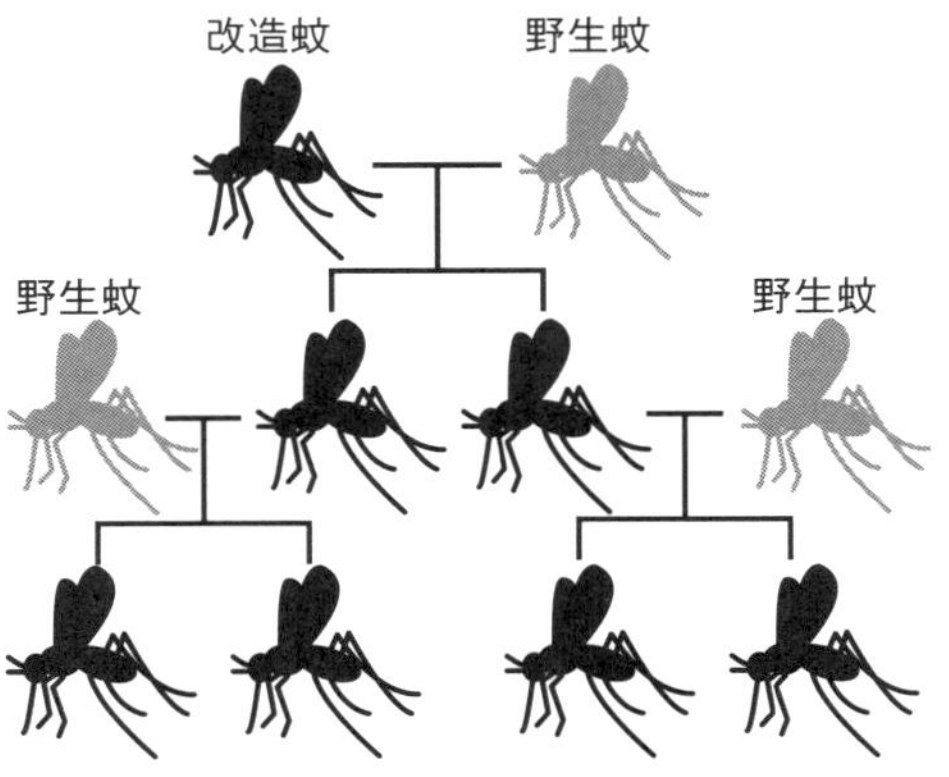

遺伝子ドライブによって蚊を減らす方法
雌になる遺伝子を壊すドライブ技術を用いた「改造蚊」（雄）を交雑させると、やがて雄だけになり、種は絶滅する。

か生まれなくなります。

これまでにも不妊の蚊を大量に放ち、蚊を絶滅(ぜつめつ)に追い込もうとしてきました。この場合、数百万、数千万もの不妊の蚊を放たないと、簡単には減少することはありませんでした。というのは、生まれる子の蚊は、半分が不妊でない蚊になるため、交雑を起こすたびに不妊の蚊の割合が減っていくからです。それに対して、ゲノム編集技術を用いると、ほっておいても雄にどんどん置き換わるため、簡単に種全体に影響を与えることができます。

このようにある生物種を絶滅させたいと思った場合、それが簡単に可能になりました。ただし、この技術が使えるのは、有性生殖の生物に限られるため、細菌やウイルスには使えません。また、人間や象など世代交代がゆっくりの生物の場合は、あまり有効には働きません。それでも、その応用の範囲は広く、とくにターゲットになっているのが、マラリアやデング熱、ジカ熱などの病気を媒介にする蚊や、動物では世代交代が早いネズミなどのげっ歯類です。

生物にはそれぞれ生息地域や生息条件などがあり、ある所では害虫でも、ある所では益虫だったりします。地球は広く多様です。そのため、先進国

有性生殖

基本的に雄と雌といった両性によって次の世代が誕生すること。そうでない場合を無性生殖という。

マラリア

ハマダラカが媒介したマラリア病原虫が赤血球に寄生して起こる、主に熱帯地方で発生している感染症。寒気、震え高熱が主症状で、これらの症状が間欠的に繰り返す。

デング熱

ネッタイシマカなどの蚊が媒介するウイルスが引き起こす、おもに熱帯地方で発生している感染症。高熱、筋肉痛、白血球減少などが起きるが死亡率は低い。

ジカ熱

ネッタイシマカなどの蚊が媒介

の考え方で「害」と決めつけることは危険です。さまざまな国、大陸間で、そこに住む人たちと相談して決める必要があるのです。また、人間にとって害であっても、地球の生態系全体では重要な役割を果たしているケースもあるはずです。絶滅させていい生物などいないはずです。

遺伝子ドライブは軍事利用でも重大な懸念が示されています。ゲノム編集技術で毒素を増幅するようにして、遺伝子ドライブで世代を超えて受け継ぐようにさせたげっ歯類を放出すると、わずかな数を放出させただけでも、次々に毒素を増幅させたげっ歯類が作られ続け、人々を襲うことができます。このようなことが可能であることから、生物兵器としての利用が考えられています。

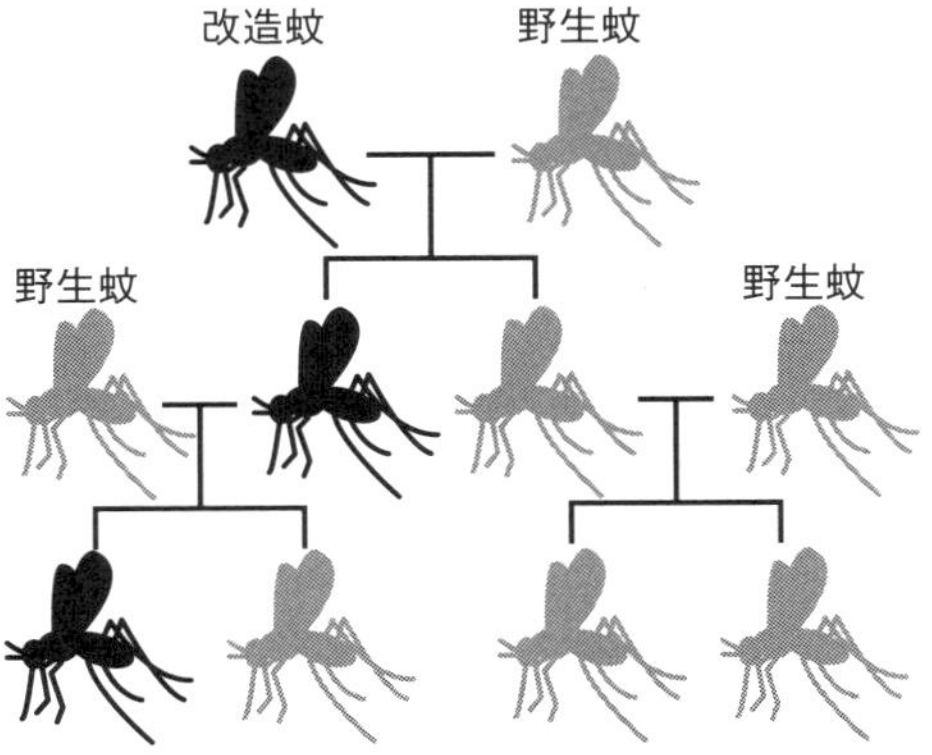

従来の不妊蚊の大量放出

従来の大量放出では、数百万、数千万の蚊を放たないと簡単には、減少しなかった。

するウイルスが引き起こす熱帯病で、症状はデング熱に似ているが軽い。しかし、時にはギランバレー症候群や神経障害をもたらしたり、妊娠した女性が感染した場合、小頭症の赤ちゃんが誕生することがあることから、警戒が呼びかけられている。

げっ（齧）歯類

リスやネズミ、ヤマアラシとその仲間のこと。齧（のみ）の形をした門歯が絶えず伸び続けるため木などをかじって減らすことからこの名前が付けられた。

Q27 RNA干渉法とはどんな技術ですか？　また、どんな問題がありますか？

ゲノム編集以外にも遺伝子の働きを止める技術があるそうですが、どのような仕組みなのでしょうか？　それにはゲノム編集のような問題はないのでしょうか？

RNA干渉法（RNAi）とは、RNAを用いて遺伝子の働きを阻害する技術です。これまでもRNAを用いて遺伝子の働きを止める作物は開発されてきましたが、それは遺伝子組み換え技術を用いてきました。その代表が、世界で最初に商品化された遺伝子組み換え作物の日持ちトマトです。その後も、ハワイで栽培が行なわれている耐病性のパパイヤや、米国やカナダで流通している皮をむいても変色しないリンゴがあります。それらは遺伝子組み換え技術を用いたものです。それに対して新たに開発された方法は、RNAを外から侵入させて行ないます。

その新しいRNA干渉法についで見ていきましょう。米国ではすでにJ・R・シンプロット（Simplot）社が、この方法で開発したジャガイモが承認され、商業栽培が始まっています。これを受けて日本でも食品安全委員会が安全だと評価し、厚労省が二〇一七年七月二〇日に食品として流通することを承認しました。このジャガイモは、発がん物質のアクリルアミドを低減するとともに、打撲により黒く変色するのを抑えています。

このジャガイモは、カルタヘナ法に基づく生物多様性への影響評価が行なわれていないため、国内での栽培を目指したものではなく、米国などからの輸入を目的にしています。そのためファーストフード店などでフライドポテトとして使用される可能性が大きいと考えられます。直後に農水省もこのジャガイモの飼料としての使用を承認しました。ジャガイモを飼料に直接使用することは考えられないことから、食品の余りが飼料に回された際のことを想定してのものと思われます。

シンプロット社はさらに第二世代のＲＮＡ干渉法ジャガイモも開発しています。こちらは耐病性、打撲黒斑低減、発がん物質アクリルアミド低減を併(あわ)せ持つものであり、米国ではすでに栽培や流通が可能になっています。

その他にも、二〇一七年四月二〇日、農研機構（国立研究開発法人・農業・食品産業技術総合研究機構）と弘前大学が共同で記者会見を開き、弘前

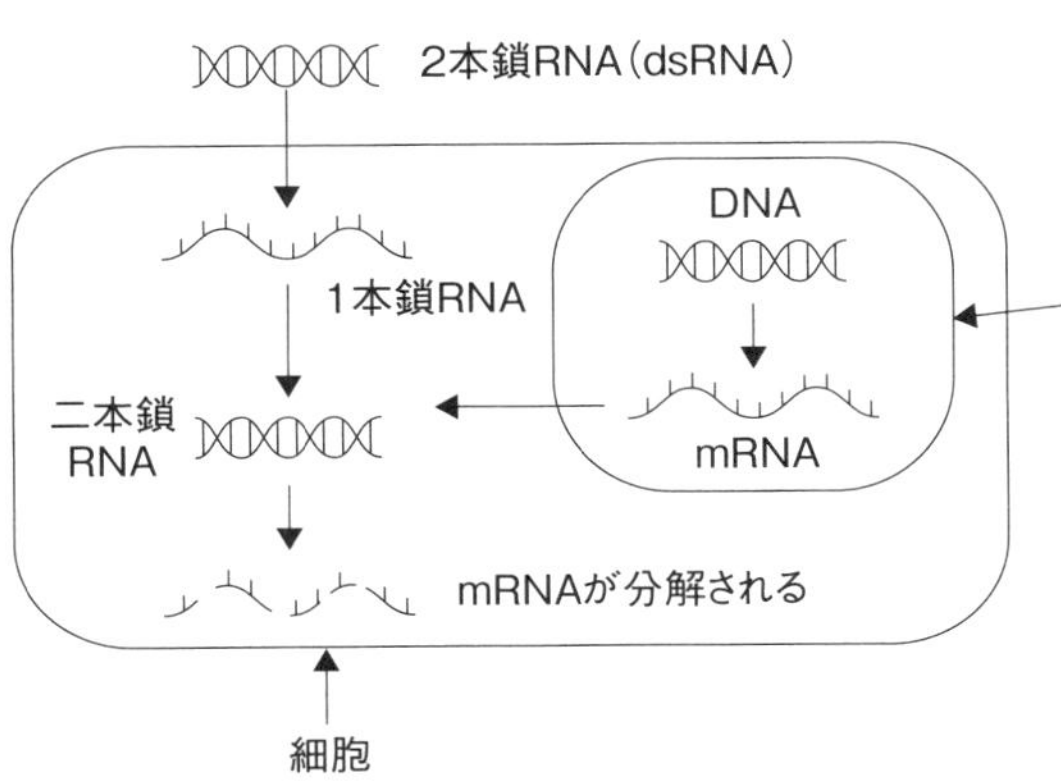

RNAi（RNA干渉法）の概念図

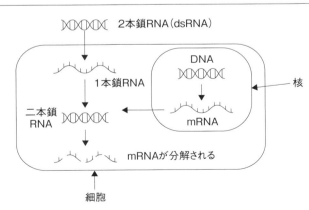

大学が開発したエピゲノミック改変ジャガイモの野外での栽培試験を農研機構において始めることを発表しました。このジャガイモは、RNA干渉法を用い、DNAのメチル化（不活化）を行なうことで、遺伝子の働きを止めています。弘前大学農業生命科学部が開発したものです。エピゲノム編集とは、遺伝子そのものではなく、遺伝子の働きを調整している、DNAを覆っているヒストンなどのたんぱく質を操作することで行なう方法です。このたんぱく質は、DNAのメチル化（不活化）などを通して、遺伝子の働きをコントロールしています。

J・R・シンプロット社が開発したジャガイモの場合は、メッセンジャーRNAを壊すことで遺伝子の働きを止めていますが、弘前大学の場合、DNAを切断したり、メッセンジャーRNAの働きを止めるのではなく、エピゲノミックへ働きかけて遺伝子の働きを無効にしているのです。このジャガイモでは、ポテトチップを製造する際の焦げを抑制し、アミロースでんぷんを低減させることができるとしています。アミロースを低減させると、粘り気が増しモチモチ感が出てくるというのです。

二〇一七年六月二九日、米国EPA（環境保護局）は、モンサント社が開

エピゲノミック

エピジェネティックともいうが、DNAの塩基配列の変化を伴わないで、後天的に遺伝子のコントロールに変化をもたらすこと。DNAのメチル化などによって遺伝子の働きが止められることなどがある。

DNAのメチル化（不活化）

遺伝子外の働きで遺伝子の発現を抑制する仕組み。ほとんどの場合、DNAの塩基の一つであるシトシンにメチル基がくっついて起きる。複雑な生物の構造を形作るために大切な役割となっている。

ヒストン

DNAと一緒になって染色体を構成しているたんぱく質。

発した殺虫性のＲＮＡ干渉トウモロコシも承認しました。この承認は二年間という限定付きですが、次世代トウモロコシとしてモンサント社が力を入れているものです。害虫がこのトウモロコシを食べると、害虫の体内にＲＮＡが侵入して、害虫の遺伝子の発現を妨げ、死に至らせるというものです。このトウモロコシでは、根を荒らすウエスタン・ルートワームという害虫を殺すように設計されています。これまでは殺虫毒素（Bt毒素）を取り込ませて殺虫効果を発揮させていましたが、ＲＮＡを取り込ませて遺伝子の働きを壊して、虫を殺しているところに特徴があります。

今後、このＲＮＡ干渉法を使い、スプレーで散布して植物に取り込ませ、グリホサート耐性遺伝子を壊して「スーパー雑草」対策にしようということも考えられています。また同様のスプレー散布で直接、害虫の体内に取り込ませて害虫を殺すことも考えられています。植物の場合、シリコン界面活性剤を添加して直接気孔から取り込ませる方法がとられるようで、この方式を「ＲＮＡ Ｂｉｏ Ｄｉｒｅｃｔ」といいます。

ＲＮＡ干渉法は、ＲＮＡを用いて、ＲＮＡの働きを止める技術です。通常ＤＮＡにある遺伝情報は、メッセンジャーＲＮＡに転写されます。この

アミロース
でんぷんを構成する単位の多糖類。ヨウ素によって青い色に変色するので知られている。

ウエスタン・ルートワーム
代表的なトウモロコシの害虫で、幼虫がトウモロコシの根を、成虫が種子や茎を食べる。甲虫類ハムシ（葉虫）科に属する昆虫。

メッセンジャーRNAは一本鎖です。そのRNAに転写された情報がトランスファーRNAの助けを借りて、アミノ酸をつないでいきます。そのアミノ酸がつながったものが蛋白質です。このようにDNAの情報は、RNAに移され蛋白質を作ることで、その役割を果たしているのです。

RNA干渉法では二本鎖RNAを用います。この二本鎖RNAは、自然界でもごくまれですが起きる現象です。なぜこのような珍しい現象があるかというと、遺伝子の働きを止めたい時に起きると見られています。その仕組みは、メッセンジャーRNAの働きを阻害して、蛋白質を作らせないようにしているのです。

この技術を用いて開発されたものに関しては、目的以外のRNAも止めてしまい、生命体にどのような影響が出るか分からないため、安全性に疑問を持たれています。そのためJ・R・シンプロット社のジャガイモを購入しているマクドナルド社が、このジャガイモを使用しないことを明言しているほどです。

現在、研究開発が進んでいる、RNA干渉法に基づく防除法や害虫耐性作物の安全性を評価するには、現行の短期間の試験ではなく、生物の寿命

J・R・シンプロット社をめぐる疑惑

シンプロット社でRNA干渉法ジャガイモの開発にかかわったカイアス・ロメンス博士は、著書『パンドラのジャガイモ――最悪の遺伝子組み換え作物』の中で、このジャガイモは適切なリスク評価試験を受けておらず、通常のジャガイモには存在しない毒素を蓄積する可能性があると指摘した。しかし、この本は発売直後に絶版に追い込まれ、同博士は行方不明になった。

の長さに及ぶ影響を見る長期試験が必要であるという報告を、米国農務省（ＵＳＤＡ）農業研究局の研究者が発表、同論文は『バイオサイエンス』誌に掲載されました。

ＲＮＡ干渉は、自然界でも起きる遺伝子の働きを止める現象ですが、それを人工的に起こさせようというものです。しかし、人工的なＲＮＡ干渉が、標的の害虫のみならず、益虫やその他の動物にまで害を及ぼすのではないか、といった懸念もされており、たとえば繁殖に必要な遺伝子を抑制してしまうといった予期せぬ影響など、単に致死率を調べるだけでは、影響を十分に評価できない可能性がある、と指摘されています。

Q28 合成生物学とはどんなものですか？　遺伝子組み換えとの違いは？

生命を人工的に合成しようという取り組みがありますが、どこまで進んでいるのでしょうか？　大変怖いように思いますが、危険はないのでしょうか？

二〇一四年秋に、韓国・平昌でＣＯＰ12（生物多様性条約第一二回締約国会議）が開催されました。そこにおいて、大きな議論を呼んだテーマが、合成生物学です。どんな学問かというと、一言でいうと、「生物を合成することで生命を解明する学問」ということができます。いま、多くの研究者がこの分野に参入しており、ゲノム編集やｉＰＳ細胞に次いで、バイオテクノロジーの中心になりつつあります。

生物多様性とは、環境保護の指標であり、なぜ環境問題なのでしょうか。最初に遺伝子組み換え技術が登場した際も、バイオハザードという形で環境への悪影響が問題になりました。合成生物学でも最も懸念されるのが、このバイオハザードです。

ではなぜ、学問が環境問題になるのでしょうか。生命の解明は、今ある現実の生物をより小さな構成要素に分解していく方法で進められてきました。例えば、人だと、全身から始まり、組織や臓器、細胞、DNA（遺伝子）という方向で進められ、より小さい部分に生命の本質があると考えられてきました。そして遺伝子に行き着きました。その人間の遺伝子をすべて解析しようというヒトゲノム解析が行なわれ、遺伝子が蛋白質を作る仕組みが解析されましたが、生命の本質に至ることはできませんでした。しかも、その構成要素間のつながりが大切であることが明らかになり、従来の方法では限界があることが明らかになりました。

それとともに、従来の生物学が行なってきた分析的方法から、それらの要素を組み立てていく構成的方法をとおして生命を解明していこうという考え方が強まったのです。それが合成生物学の始まりでした。そのため合成生物学は、学問分野ですが、同時に具体的に生物を合成する方法が必要です。その人工的に生物を合成する可能性を示した研究・開発が、米国「J・クレイグ・ベンター研究所」が行なった人工生命の誕生でした。この研究・開発が、ぐっと合成生物学を現実化しました。

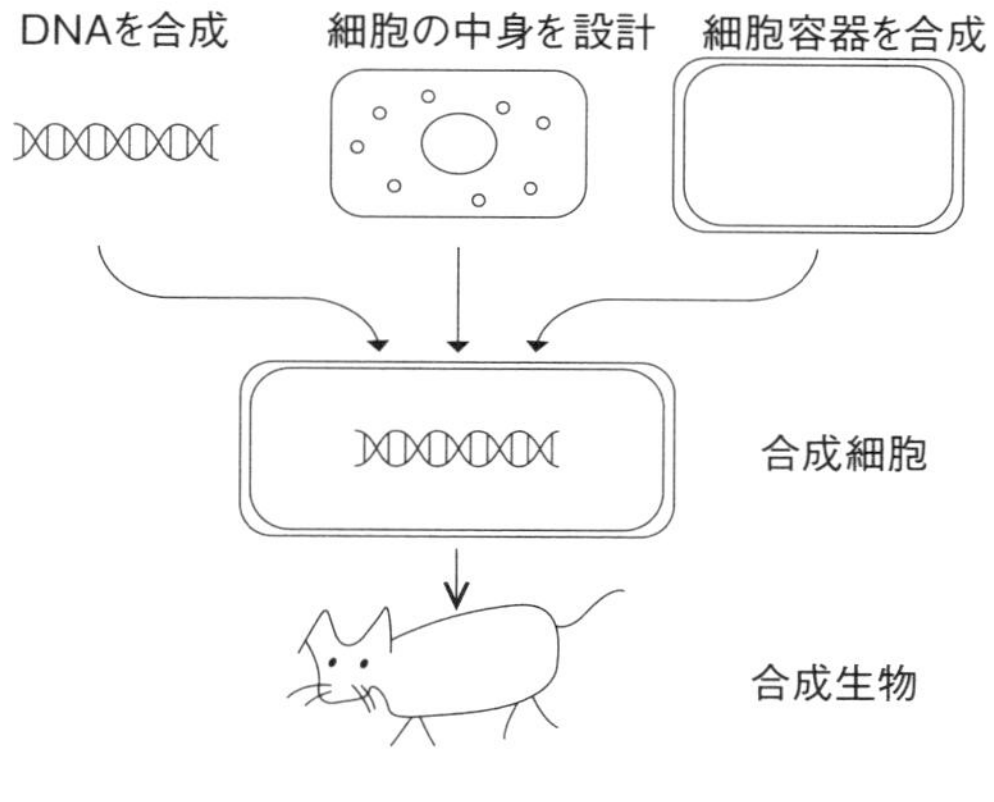

合成生物学が目指すもの

どんな研究だったのでしょうか。それは二〇一〇年五月二一日のことでした。「J・クレイグ・ベンター研究所」が人工生命を作成したというニュースが世界中に伝えられました。これまで生命体は、自然に存在するものであり、人間が作り出せるものではありませんでした。その人工合成した生命体は、マイコプラズマと呼ばれる細菌の近縁種という小さな生命体ではありましたが、人間が初めて誕生させた生命でした。

では、どのように人工合成した細菌の近縁種を作成したのでしょうか。この研究所は、この人工生命を誕生させるために、マイコプラズマを二種類用いました。「マイコプラズマ・ジェニタリウム」と「マイコプラズマ・カプリコルム」です。以降、「ジェニタリウム」「カプリコルム」と略します。この二種類を用い、三つの段階を経て人工生命を誕生させたのです。

第一段階は、これら二種類の細菌のゲノム（遺伝情報）をそっくり入れ替えたのです。すなわち「ジェニタリウム」「カプリコルム」のゲノムを入

クレイグ・ベンターのステップ図

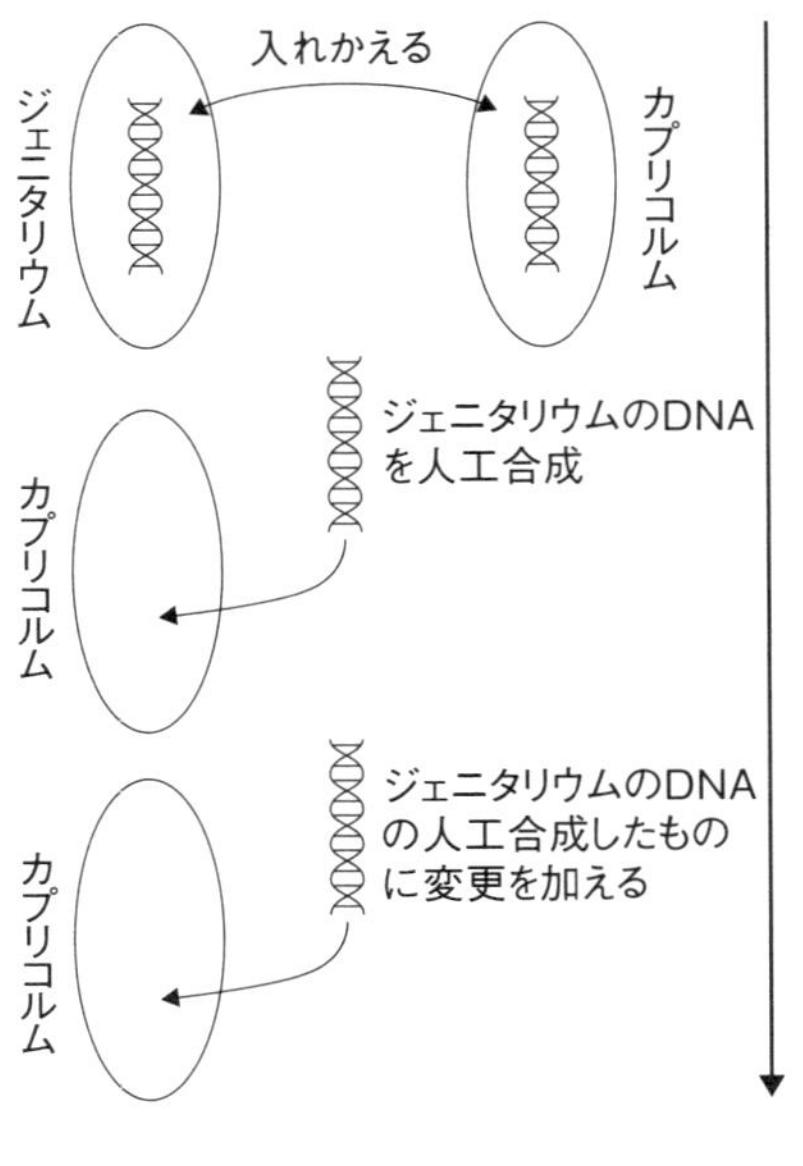

マイコプラズマ
ウイルスとバクテリア（細菌）の中間にある微生物の一群を言う。肺炎を引き起こすような病原性のものもある。

れ替え、「他の生物」のゲノムをもつ生物を誕生させたのです。第二段階は「ジェニタリウム」のゲノムを人工合成しました。これを発表したのが二〇〇八年一月のことでした。第三番目の段階が、そのひとつながりになった合成DNAを、カプリコルムに導入して働くことを確認したのです。

合成したDNAを導入したといっても、まだ自然界にあるモノをコピーしたにすぎません。そのため同研究所としては、ゲノムに変更を与え、それをカプリコルムに導入することを目指しています。最初はごく一部の変更かもしれませんが、最終的には自由自在な変更を考えています。もし人間がパソコンで自在にDNAを合成して、その遺伝子で働く生命体を誕生させることができるようになると、いままで自然の仕組みの中で存在していた生命が激変する可能性があります。

早速この人工合成した生命体の研究を大規模に開始するところが出てきました。米国国防高等研究計画局（DARPA）です。同局は、二〇一一年度の予算として六〇〇万ドルをかけて「バイオデザイン」に取り組む方針を打ち出しました。狙いは、「目的通りの動物の開発」です。計画の詳細は不明ですが、国防をうたっている以上、軍事目的であることは疑う余地

ゲノム編集と異種移植

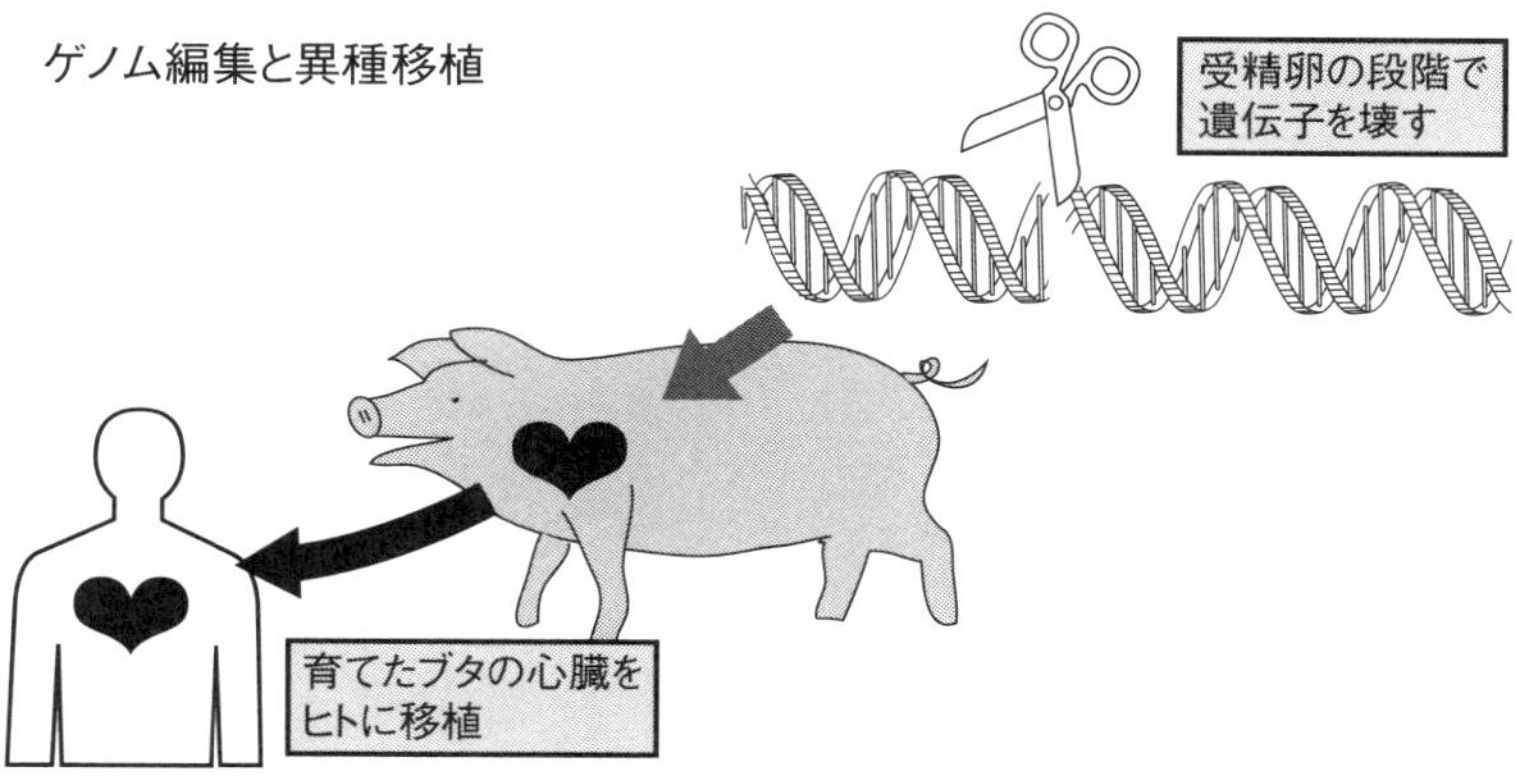

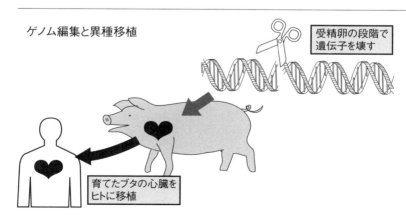

がありません。猛毒を作り出す生物、感染力を強めた生物、増殖力を強めた生物、どんな場所でも、どんな条件でも生きていかれる生物、それらを組み合わせた生物などが俎上に乗っていると予想されます。

合成生物学は、要素を組み立てていく方法であることから、これまで開発されてきたバイオテクノロジーを総動員して構築することになります。しかし、人間が「神」に近づくため生命倫理とぶつかることになります。人間はどこまで神の領域に入り込むことができるのかが、大きな問題になります。

また、その生命体が逃げ出した際の環境への影響も懸念されます。これまでになかった新しい生命体が生態系に入っていくわけですから、生物多様性に甚大な影響が出る可能性があります。しかし、なるべく規制させまいとする推進側の勢いは止まりません。

日本におけるバイオテクノロジーの研究レベルは、世界でもトップレベルといわれています。合成生物学の研究・開発が、iPS細胞同様、アベノミクスの経済成長戦略の中に組み込まれ、暴走する危険性を絶え間なく孕(はら)んでいます。その暴走を許さないためにも、市民の監視が必要です。

米国国防高等研究計画局（DARPA）

米国国防総省の直属機関で、先端軍事技術開発の研究を支援したり、指導・監督している。

Q29 新植物育種技術とは何ですか？　どんな種類や問題点があるのでしょうか？

次々と新しいバイオテクノロジーを応用した育種技術が開発されているそうですが、どんな技術があり、どんな問題点を持っているのでしょうか？

ゲノム編集やRNA干渉法以外にも、さまざまな新しい遺伝子操作技術を応用した育種方法が登場しています。それらを総称して新植物育種技術（NPBT）と呼んでいます。どんなものがあるかというと、オリゴヌクレオチド指定突然変異導入技術、シスジェネシス・イントラジェネシス、RNA依存性DNAメチル化、接ぎ木、逆育種、アグロフィルトレーション、合成生物などがあり、まだこれからも新たな方法が開発される可能性があります。これらの新しい育種技術がどんなものなのか、見ていくことにしましょう。

オリゴヌクレオチド指定突然変異導入技術は、類似の遺伝子は組み換えが起きやすいという原理を利用して、小さなDNAの一部を変えて導入し

オリゴヌクレオチド

ヌクレオチド（糖にリン酸がつながった化合物）が数個つながったもの。DNAなどの核酸はヌクレオチドが多数重合したポリヌクレオチドである。

突然変異を起こさせる方法です。放射線や化学物質などを利用した突然変異と異なり、偶然に左右されない突然変異を可能にします。

シスジェネシスは、同じ種の遺伝子や、ナタネとカラシナのような交雑可能な近縁種の遺伝子を導入する技術です。イントラジェネシスは、その同種や近縁種の遺伝子に変更を加えて導入する技術です。シスジェネシスは、すでにさまざまな作物で開発が進められています。

ＲＮＡ依存性ＤＮＡメチル化は、ＤＮＡに変更を加えるのではなく、ＤＮＡを外からコントロールしているところに働きかけ、遺伝子の働きを止める技術です（Ｑ27参照）。

接ぎ木とは、例えば遺伝子組み換えのリンゴなどの果樹の台木に通常の木を接ぎ木して、果樹そのものは組み換え遺伝子が残らない方法です。逆に、通常の台木に、遺伝子組み換えの穂木（ほぎ）を接ぎ木して、組み換え遺伝子が残らない地下茎などを収穫するものもあります。弘前大学が開発した方法（Ｑ27）は、穂木に遺伝子を組み換えたタバコまたはジャガイモを用い、台木にあるジャガイモの遺伝子を働かなくさせたものです。

逆育種とは、現在多くの作物がＦ１品種（雑種一代）になっていますが、

次々と開発が進む新植物育種技術

オリゴヌクレオチド指定突然変異導入技術
シスジェネシス
イントラジェネシス
RNA 依存性DNA メチル化
接ぎ木
逆育種
アグロフィルトレーション
合成生物

穂木
挿し木や接ぎ木に使う枝のこと。

そのF1品種から親品種を作り出していく方法です。通常は、毎年同じ親品種をかけ合わせて、F1品種がつくられますが、それとは逆の方向ですので、このような言い方をしています。

アグロフィルトレーションとは、病気を引き起こす遺伝子を導入したウイルスや細菌を接種して、病気を引き起こさなかった個体は抵抗力を持ったと考え、その個体を育てます。

合成生物とは、人工的に合成した遺伝子や細胞を用いて作り出す生物のことで、これについてはすでに述べましたが、まだ基礎研究の段階です。

その他にも、これまでは植物の遺伝子組み換えでは、種子に直接遺伝子を導入できないため、葉や茎などの細胞に導入して培養、作られた個体を交雑させて種子を生産してきましたが、ウイルスを用いて直接種子に遺伝子を導入する方法の開発が進められています。

このように新植物育種技術の基本は遺伝子組み換え技術ですが、ゲノム編集、RNA干渉法といった新しい方法も使われており、これから種類も応用の範囲も広がりそうです。

プロブレムQ&A

Ⅳ 遺伝子組み換え・クローン・ゲノム編集動物

Q30 遺伝子組み換え動物食品もあるのですか？

遺伝子組み換えで作られた家畜や魚など、さまざまな動物食品がすでに作られているのでしょうか？　すでに出回っているものもあるのでしょうか？

遺伝子組み換え動物開発はこれまでにも活発に行なわれてきました、しかし、微生物や植物と違い、極端に誕生まで至る確率が低く、中でも哺乳類は、昆虫や魚などに比べて費用もかさむため、これまでは食品よりも付加価値の高い医療用や医薬品生産用に開発の重心が置かれてきました。医療用としては「疾患モデル動物」と呼ばれる実験用動物づくりが活発です。特定の病気をもつ動物を作り、治療法の開拓や医薬品の実験などが進められてきました。

医薬品生産用では、「動物工場」づくりが行なわれてきました。例えば、受精卵の中に人間の薬の成分を作り出す遺伝子を導入し、その遺伝子が作り出す蛋白質を薬の成分として乳に分泌させます。その分泌したものを医薬品として抽出して加工し、販売するのです。このように動物自体がまるで工場の役割を果たすため「動物工場」と呼ばれています。このケースでは、乳をたくさん出す牛、山羊、羊が、遺伝子組み換え技術による改造の対象になってきました。

それでも近年では「健康」や「環境」を売り物に、食用の動物開発も活発になってきました。この一〇年間に米国では、遺伝子組み換え動物食品を売り込むために五億ドルが投じられたと、環境保護団体「食と水監視・米国」が明らかにしました。主に、選挙資金とロビー活動に用いられたそうです。家畜での遺伝子組み換え動物食品では、主に豚で開発が進められています。多産であることが、大きな要因と考えられます。

まず「健康」では、近畿大学でホウレンソウの遺伝子を導入した遺伝子組み換え豚が開発されました。これは、脂肪酸に変化を与えた「ヘルシー豚」です。開発者によると、家畜にはない植物の不飽和脂肪酸を豚の中に作らせようとしているようです。いってみれば、健康によくないといわれている動物の脂肪酸を、健康によいとされている植物の脂肪酸に変えるのが目的のようです。この豚の場合、リノール酸の含有量が、他の豚に比べ

脂肪酸・不飽和脂肪酸・必須脂肪酸
直鎖式炭化水素基の端にカルボキシル基をもつ酸のこと。油脂などに多く含まれるためこの名がつけられた。飽和脂肪酸と不飽和脂肪酸があり、不飽和の方が融点が低く、液状のものが多い。また人間が必ず摂取しなければいけない脂肪酸のことを必須脂肪酸（リノール酸、リレイン酸）という

て約二〇%多くなったと報告されています。確かにリノール酸は、必須脂肪酸ですが、現在多くの人が過剰摂取となっており、開発者もこの豚自体をそのまま食品とする意図はなく、今後は、健康によいとされる不飽和脂肪酸のオメガ3脂肪酸を多く含む遺伝子組み換え豚を作りたいと考えているようです。

「環境」については、カナダで新しい種類の遺伝子組み換え豚が登場しました。ゲルフ大学の研究チームが開発した「エンバイロピッキー」です。エンバイロピッキーという名前は、環境の「エンバイロメント」と豚の「ピッグ」を合成したものです。地球の友・英国のビッキー・ハードは、閉鎖された実験室で育てられた「持続不可能」な遺伝子組み換え豚につけられたこの名前自体が、大いなる皮肉である、と述べています。このような遺伝子組み換え豚は、多数飼育しようとした場合でも、徹底的に管理された工場のようなところでしか育てることができません。

遺伝子組み換え動物食品・一覧表

応用	目的とする成果	例
動物生産の向上	成長速度を加速	アトランティック・サーモン、コイなど
	病気への抵抗性向上	コイ、ブチナマズ
	低温抵抗性	アトランティック・サーモン、金魚
生産物の質の向上	健康食品	ホウレン草遺伝子導入豚
	栄養学的側面に変化	ミルクの中の乳糖濃度を減らす
	アレルゲンを取り除く	エビ
	新しい観賞用動物	熱帯魚を発光
新しい生産物	医薬品	家畜のミルクから取り出す
	工業製品	ヤギのミルクにクモの糸を取り出す
環境	環境対策	糞のリンを少なくした豚
	環境汚染のセンサー	グッピーが重金属に反応
人間の健康	異種間移植	豚に人間用心臓を作らせる
動物の健康	伝達性海綿状脳症の予防	畜牛、羊のプリオン遺伝子の不活化
生物の制御	殺虫剤抵抗性の益虫	ミバエなど
	感染症の制御	ハマダラ蚊によるマラリアやデング熱対策
	生殖と性の制御	ホルモン制御昆虫

この遺伝子組み換え豚を開発した研究者によると、世界で初めて環境問題に取り組んだ遺伝子組み換え動物だそうです。リン（P）の含有量の低い糞を出すのだそうです。同研究者によると、通常の豚が出す糞に比べて、三〇～六五％リンの含有量が低い糞だといいます。しかし、この豚も実用化には至らず挫折（ざせつ）しました。

同じヘルシー家畜でも、中国ではヘルシー牛が開発されました。オメガ3脂肪酸を高い割合で含む牛です。それを多く含む牛乳を健康食品として売り込むことが可能になります。開発したのは、内蒙古大学バイオテクノロジー研究室の研究者を中心とした中国と米国の研究者の合同チームです。

このように最近になり急速に遺伝子組み換えによる食用の家畜開発が活発になってきました。しかし、遺伝子組み換え動物には大きな問題点があります。これら健康や環境を売り物にした遺伝子組み換え豚が開発される以前の、遺伝子組み換え動物開発の初期に作られた、人間の成長ホルモンを導入して成長促進を図ろうとした遺伝子組み換え豚は、自力では立ち上がることもできない悲惨な状態で生まれました。その結果、遺伝子組み換え家畜の開発は一時頓挫（とんざ）した形となりました。この例でも言えるように、遺伝子組み換え動物には異常が多いのです。

その異常の多さを改めて指摘したのは、ニュージーランドの「アグリサーチ研究所」で、とくに出産の際に異常が多いそうです。出産率が通常の繁殖技術と比べて九％以上低下し、高い割合でもって、発育不全で変形した胎児、障害を持った小羊、乳房のない牛、呼吸器系に異常のある動物などが生まれていると指摘しています。

その「アグリサーチ研究所」が申請していた遺伝子組み換え動物の開発が、環境リスク担当当局によって正式に承認されました。同研究所では、山羊、羊、牛のミルクの中に医薬品の成分となる人間の蛋白質を生産させる動物工場を計画しています。

しかし、同研究所で開発を進めていた遺伝子組み換え動物で異変が発生しました。人間の卵胞刺激ホルモンをつくる遺伝子を導入し、同ホルモンを乳に生産させ、医薬品として販売をしようとして開発した四頭の遺伝子組み換え牛のうち、三頭が卵巣破裂などで死亡したのです。導入した遺伝子が作り出すホルモンが、牛そのものに影響して、卵巣を大きくするなどの異常をもたらした結果だと見られています。

Q31 遺伝子組み換え鮭の販売が始まったって本当ですか？

遺伝子組み換え鮭がつくられていると聞きましたが本当でしょうか？　日本にも大量に外国の魚が輸入されていますが、その中に入っているのでしょうか？

遺伝子組み換え魚として初めて市場に登場した鮭は「アクアドバンテージ」と名づけられました。米国のベンチャー企業でマサチューセッツ州に本拠を置く、アクアバウンティ・テクノロジーズ社（以下、アクア社）が開発したものです。当初はカナダのプリンス・エドワード島にある施設で生産し、パナマの養殖場で育て加工し、カナダで販売しました。実際、アクア社は二〇一七年八月初めに、その年の上半期だけで、カナダの市場に四・五トンの遺伝子組み換え鮭を出荷したことを明らかにし、その続報として八月中だけで五トンを切り身で出荷したことを明らかにしました。その後、プリンス・エドワード州政府が、プリンス・エドワード島での遺伝子組み換え鮭の養殖を承認したため、カナダでも生産可能になりました。

マイクロマニュピレータ
光学顕微鏡を用いて、微小な器具を動かして手術などを行う装置。

またアクア社は米国でも養殖場を作っており、承認されれば米国内でも養殖を開始する予定です。

この遺伝子組み換え鮭は、アトランティック・サーモンの成長を促進させたもので、この鮭に、二メートル大と巨大になることから「キング・サーモン」と呼ばれるチヌーク・サーモンの成長ホルモン遺伝子を導入しています。しかも通常の鮭は、寒くなると成長ホルモンが分泌されなくなるため、冬の間は成長せず、フルサイズになるまでに三年を要しますが、通年で成長するゲンゲと呼ばれるウナギに似た魚の遺伝子も組み込むことで、一年半で成熟する鮭を開発したのです。

魚の遺伝子組み換えは、マイクロインジェクション法かウイルスをベクター（遺伝子の運び屋）に用いる方法がありますが、容易にできるマイクロインジェクション法が用いられています。これは、受精卵に遺伝子をマイクロマニュピレータと呼ばれる細い針を利用して直接注入する方法です。

このアクア社ですが一時経営危機に陥ったため、ベンチャー企業のインテクソン社が手を差し伸べました。インテクソン社の上席副社長で畜産部門のトップにあるトーマス・カッサーは、二〇年間モンサント社にいて牛

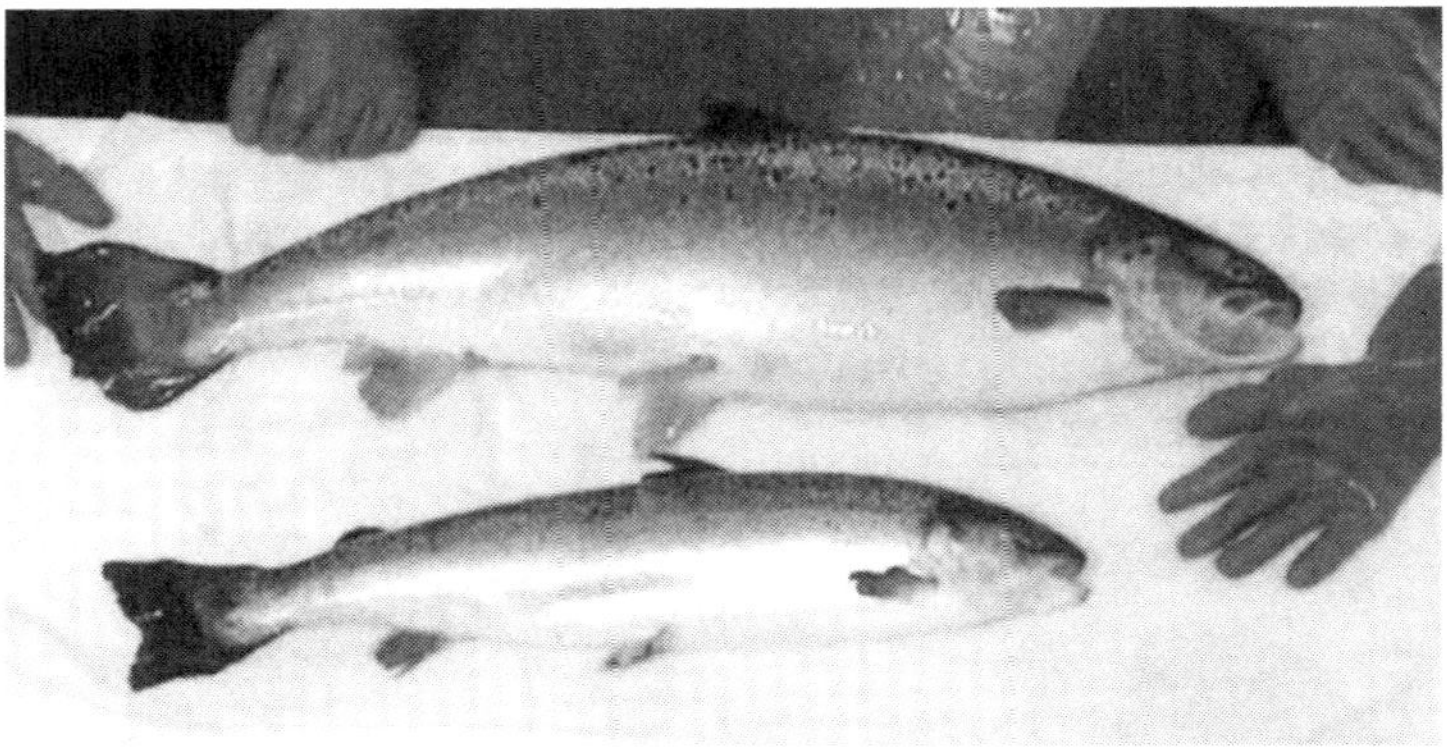

下が普通の鮭、上が成長を早めた遺伝子組み換え鮭

成長ホルモン剤を開発した人物です。事実上、モンサント社の傘下に入ったとみられています。遺伝子組み換え鮭は当初、カナダだけで流通していましたが、二〇一九年三月八日、米国での流通も承認されました。

また、この鮭は、実は日本の食卓に直結した問題でもあるのです。現在、日本の食卓に出回る鮭の多くが、輸入されたものになってしまいました。このところ国内生産量は減り続け、一九九六年の三七万三八五トンをピークに、二〇一〇年には一九万七九〇〇トンにまで減少しました。代わりに増え続けたのが輸入量で、二〇一〇年には二四万八六七四トンにまで増え、国内生産量をかなり上回ってしまいました。輸入先も一九九〇年代までは米国やカナダ産が多かったのですが、いまや半数以上をチリ産が占めており、しかも天然ものが激減、大半が養殖ものになってしまいました。もしチリの養殖場にまで受精卵の販売が拡大すれば、日本にも入ってくることになりかねません。いま、漁業は養殖の時代になりました。作物の種子に当たるのが受精卵です。アクア社は、付加価値をつけて、将来の養殖の主役にするため遺伝子組み換え鮭の開発を進めてきたのです。

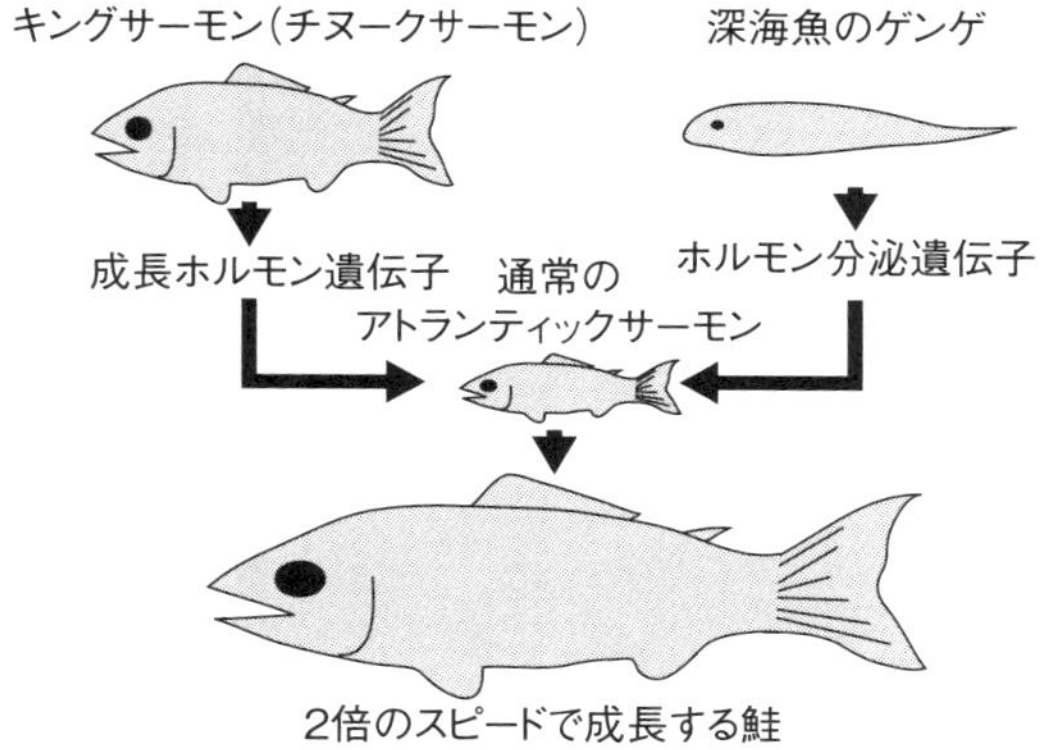

遺伝子組み換え鮭

Q32 遺伝子組み換え鮭って安全ですか？

遺伝子組み換え鮭がもし養殖場から逃げ出したら環境にどのような影響が出るのでしょうか？　切り身などの形で食べても安全なものなのでしょうか？

この成長を早めた遺伝子組み換え鮭にはどのような問題点があるのでしょうか。この遺伝子組み換え鮭は、成長の速度は二倍で、野生の鮭に比べて最大二五倍の体重をもつことになるといわれています。『ニュー・サイエンティスト』誌二〇〇七年三月八日号は、この遺伝子組み換え鮭は性格を変え獰猛（どうもう）になることが分かり、もし環境中に逃げ出すと、生態系に大きな影響がでると指摘しました。鮭は肉食であり、ほかの魚を食べますが、この鮭の場合はさらによく食べるため漁業資源が失われたり、稀少種が失われたりする危険があるというのです。

米インディアナ州パーデュー大学の研究者らは、コンピュータ・モデルと統計分析手法を用いて、遺伝子組み換え魚を放流した際の環境へのリスクを検証しました。それによると、雄の生殖能力を抑制した遺伝子組み換え魚を放流した時に、環境中に生息する野生種が絶滅に追いこまれる時間は、想定されていたより短くなる（二〇世代）というのです。二倍のスピードで成長する鮭の雄は体が大きく、その分、雌を引きつける能力を高めています。しかし、生命を操作した上に体が大きくなったことから、生殖能力が弱まっています。もし逃げ出したりすると、種の絶滅をもたらすなど生物多様性に与える影響が大きいことも分かったのです。

スウェーデンのイエテボリ大学で「遺伝子組み換え鮭の生態学的影響評価」プロジェクトの一環で行なわれた研究が発表され、その中で遺伝子組み換え魚が環境中に放流された場合、生態系や人間の健康への影響に対する懸念が示されました。理由として、成長が早いと、それだけ環境中の毒素の蓄積が早く、その毒素を人間が摂取したり、また、成長ホルモンの濃度も高いので、それを摂取することによる、例えばがん細胞を刺激するなどの影響も懸念されるからです。

米国の市民団体の食品安全センターのジュディ・ハンソンは「この魚はアレルギーを引き起こしやすいにもかかわらず。アクア社はその試験を行なわず、米国のＦＤＡ（食品医薬品局）もそれを求めなかった」と指摘しました。また「この魚は成長ホルモンの分泌が多いため、ＩＧＦ（インスリン様成長因子）が多くなる。高いレベルのＩＧＦは発がん性につながる」と指摘しています。さらには「この鮭は、通常の鮭より一〇％ほどオメガ3脂肪酸が減少しており栄養も劣る」と批判しました。

このようにさまざまな問題点が指摘されていることから、ＥＵの立法組織である欧州議会は、ＥＵの行政組織である「欧州委員会」に対して、遺伝子組み換え魚の輸入を禁止し、ヨーロッパの市民の食卓に登場しないよう求めました。

ＦＤＡ（食品医薬品局）
日本の厚労省に当たる、米国福祉保健省（ＤＨＨＳ）に属し、食品や医薬品などの規制や認可にかかわる機関である。

ＩＧＦ（インスリン様成長因子）
インスリンに似たペプチド。さまざまな細胞の増殖をもたらす。

ＥＵの三権
ＥＵでは行政機関は欧州委員会、立法機関は欧州議会、司法機関は欧州司法裁判所の三権から成り立っている。しかし、加盟各国の首脳による欧州理事会が強い権限を持っている。

Q33 ゲノム編集技術を使った家畜や魚も開発されているのですか？

ゲノム編集でも家畜や魚は開発されているのでしょうか？　もし開発されているとしたら、どのような動物に、どのような改造が行なわれているのでしょうか？

遺伝子組み換えだけでなくゲノム編集を用いた動物の改造も盛んに行なわれています。これからはむしろ、ゲノム編集の応用の方が活発化するかもしれません。これまで成果が発表されているのが、ミオスタチン遺伝子（筋肉量を制御）を壊す操作です。筋肉量を制御できなくなった動物は筋肉質になるとともに、成長が早く巨大化していきます。筋肉量の多い牛や豚が、テキサスA&M大学などによって開発され、成長の早いトラフグやマダイなどの魚を、京都大学大学院農学研究科が誕生させています。このミオスタチン遺伝子操作は、今後も、最も応用される分野です。

そのほかにも、ブタでのゲノム編集技術を用いた操作が活発です。米ミズーリ大学のランダル・プレイザーらの研究チームは「ブタ繁殖・呼吸障

ブタ繁殖・呼吸障害症候群（PRRS）

PRRSウィルスの感染によって起きる豚とイノシシの病気。母親に死産や早産などの繁殖障害が起き、子どもに呼吸器病が起きるところに特徴がある。

害症候群（ＰＲＲＳ）」というウイルス感染症にかかり難いブタを開発しています。ウイルスの侵入口にあたる蛋白質（受容体ＣＤ163遺伝子を破壊）を欠いたブタの誕生です。

中国の企業は、ミニブタよりもさらに小さな「マイクロブタ」を開発して、ペットとして売り込もうとしたことから、動物愛護団体、宗教団体などからの批判が起きました。開発したのは「北京ゲノム研究所」（ＢＧＩ）で、通常の豚が一〇〇kg以上、ミニブタでも三〇～五〇kg前後あるのに対して、この豚はわずか一五kg程度の重さしかありません。成長ホルモン受容体を壊して作りだしたものです。

その他にも、角のない乳牛がリコンビネティクス社により開発されています。この会社は、元ミネソタ大学准教授スコット・ファーレンクルッグが設立したものです。卵アレルギーを引き起こさない鶏も、「産業技術総合研究所」、「農業・食品産業技術総合研究機構」等の研究チームによって開発されています。アレルゲンになる蛋白質「オボムコイド」遺伝子を破壊したものです。

ゲノム編集で生まれたマイクロブタと筋肉ブタ

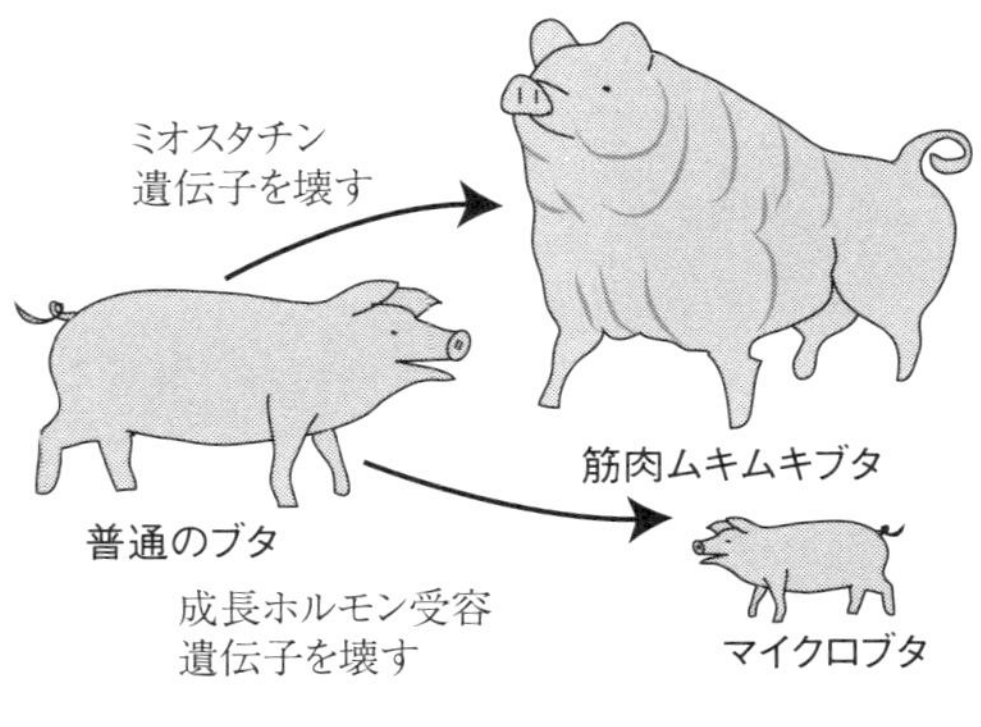

Q34 遺伝子組み換え蚊が放出されているという話ですが、本当ですか？

遺伝子を改造した蚊を野外で放出するなんて、大変危険だと思うのですが、本当でしょうか？　世界中から非難の声が起きているのではないでしょうか？

二〇一〇年一一月始めに開かれた米国熱帯医学衛生学会で、西インド諸島にある英国領ケイマン諸島で、英国インテクソン社（以前のオキシテック社）が開発した遺伝子組み換え蚊が大量に放出されていたことが明らかになりました。放出実験を行なったのはＭＲＣＵ（蚊族研究対策局）で、放出した蚊はデング熱を引き起こすウイルスを媒介するネッタイシマカを改造したものです。二〇〇九年から二〇一〇年にかけて数回、総計三〇〇万匹を超える大量の蚊が、生態系や人体に及ぼす影響を評価することもなく、環境中へ放出されたのです。文字通りの人体実験であり、生物多様性への脅威をもたらす実験といえます。

この蚊は、雄の生殖機能の改変に遺伝子組み換え技術を用いました。そ

デング熱
↓一三〇頁参照

の雄の蚊は、生殖能力をもち、雌と交雑して幼虫を作り出します。しかし、その幼虫は特定の抗生物質（テトラサイクリン）がないと有害な酵素が蓄積して生きられないようにしました。そのため生まれてまもなく死ぬだろうと想定され、放出したのです。子孫を残さない蚊を大量に放つことで、全体的に蚊の数を減らすのが目的とされています。

このような不妊の生物を大量に放つことで子孫を減らす試みは、これまでもチチュウカイミバエなどで行なわれてきましたが、遺伝子組み換え技術は使われてきませんでした。また、抗生物質がないと生きていけない生物を作ることも、以前から行なわれてきました。しかし、それは危険な生物を扱う際に、万が一その生物が環境中に漏れでた場合でも、環境中で増えないようにするのが目的でした。このように最初から環境中に放出することを目的に行なわれたことはありません。

マレーシアの科学者で免疫学を専門としているリム・タン・セン博士は、この実験は、デング熱の解決に役立たないだけでなく、人々を危険にさらすとして、政府に対して実験停止を求めました。同博士はまた、ケイマン諸島でも、マレーシアでも、従来から行なわれてきた蚊を制御する方法で

テトラサイクリン
抗菌の範囲が広い抗生物質。クロラムフェニコールとともに抗生物質としてよく用いられてきたが、耐性菌が増えたため現在はほとんど使われなくなった。

抗生物質
かびや細菌などから作り出し、他の微生物を抑制するなどの性質を持つ物質のこと。医療だけでなく、飼料に添加されたり、農薬や食品添加物にも用いられている。一九四一年にペニシリンが発見されて以来、多数の種類が見つかっているが、耐性菌がすぐ出現するため、効果が失われるという問題に直面し続けている。

対応は可能である、と指摘しています。

　このような技術を監視している「ＥＴＣグループ」のジム・トーマスは、「抗生物質のテトラサイクリンは、自然界に存在する土壌バクテリアから作られたものであり、農業にも広く用いられているものである」と指摘し、遺伝子組み換え蚊が生き残ったり、増える可能性を述べました。

　この実験でもっとも恐れられている事態は、遺伝子組み換え蚊がデング熱の強力な媒介者になることです。それ以外にも、蚊の生態バランスが崩れて、マラリア蚊など他の病気をもたらす蚊を増やす事態も考えられ、同時に人間だけでなく他の動物への影響も考えられます。さらにはデング熱と他の熱帯病の関係にも変化を与え、新たな致死的な熱帯病の流行を引き起こす危険性も指摘されています。なお、この遺伝子組み換え蚊の開発には「ビル・ゲイツ財団」が、一九七〇万ドルの資金を提供しています。

　ケイマン諸島での遺伝子組み換え蚊の野外放出実験に対して、英国の市民団体のジーン・ウォッチは『サイエンス＆ネイチャー』誌上で「この行為は英国領という、人の健康や生物多様性への影響を評価する公的機関のないところで行った植民地主義である」と強く非難しました。このケイマ

ＥＴＣグループ
　Erosion（腐食）、Technology（技術）、Concentration（濃縮）の頭文字を組み合わせた、環境保護団体で、国際的に情報を収集し発信している。

ジーン・ウォッチ
　英国の市民団体で、遺伝子組み換え食品やその開発メーカーなどを追跡して情報を世界に向けて発信し続けている。

ン諸島での放出実験発表の直後に、次にマレーシアやブラジルなどで、同じ蚊を用いた環境中への放出実験が行なわれました。この相次ぐ放出実験に対して世界中から一斉に非難が起きました。いったん環境中に放出されると取り返しがつかなくなる危険性があるからです。

野外放出実験を行なったインテクソン社は、以前のオキシテック社時代にベンチャー企業投資家から二二五万ポンドの投資を受けており、それを二〇一三年までに返却しなければならない状況にあり、それがこのような植民地主義的な行為に走らせたものと思われます。なお同社は、蚊以外にもミバエ、ワタキバガ、ゴリンガといった蝿や蛾でも、遺伝子組み換え技術を使って新種の開発に取り組んでいます。

インテクソン社はその後、一〇〇〇万匹を超える大量の遺伝子組み換え蚊の放出実験を、再びブラジルで行ないました。この実験は、人口二八万八〇〇〇人が住む都市ジュアゼイロで実施されました。これは二〇一二年三月二九日にリオ・デ・ジャネイロで開催されたワークショップの中で明らかにされたものです。それまでは無人地帯で行なわれてきましたが、初めて人口密集地で放出したのです。さらに同社は、米国での実験を予定し

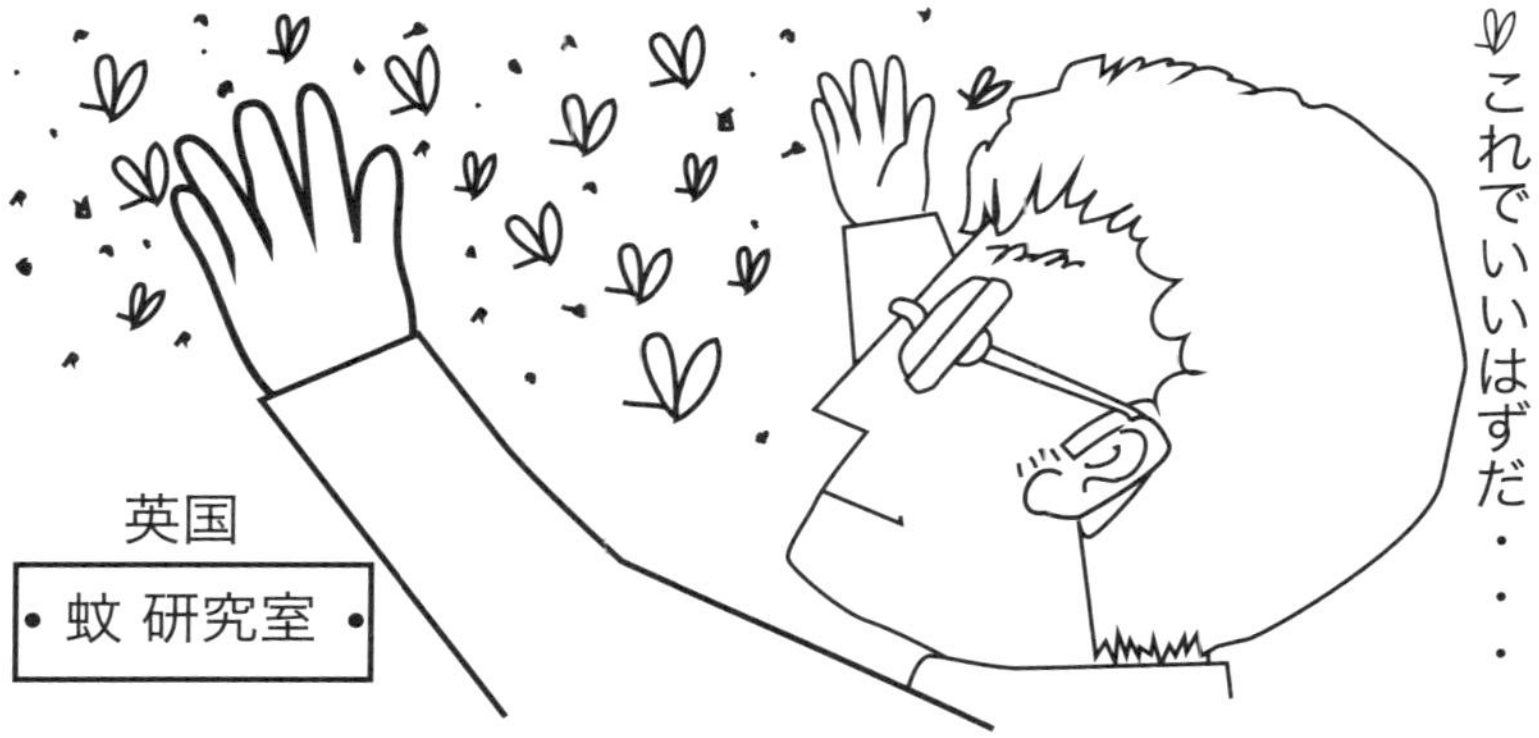

ていることが明らかになりました。米国で実験地として指定されたのがフロリダ州でしたが、反対運動が強く断念に追い込まれました。

メキシコでは、これまで繰り返し放出実験が行なわれているインテクソン社の遺伝子組み換え蚊とは異なる、新たなデング熱対策蚊の放出実験が、二〇一二年四月に行なわれました。これは米カリフォルニア大学の生物学者のアンソニー・ジェームズらの研究チームが行なったもので、用いた遺伝子組み換え蚊は、オキシテック社と異なり雌の蚊を用いています。研究者によると、この雌の蚊は飛べないように改造されており、それによってデング熱対策になると、述べています。

遺伝子組み換え蚊の放出実験に対する国際的な批判が強まり、実験はしばらく止まっていました。しかしその後、新たな展開がありました。世界保健機関（WHO）が、二〇一六年三月に出した報告書で、新たにジカ熱の流行を抑えるために遺伝子組み換え蚊使用を推奨したからです。ジカ熱を引き起こすジカ・ウイルスを媒介するネッタイシマカは、デング・ウイルスを媒介する蚊でもあります。

しかし、この遺伝子組み換え蚊の放出が問題だということが明らかにな

ジカ熱
↓一三〇頁参照。

ったのです。二〇一八年に発表されたケイマン諸島の実験区での放出実験についてのMRCU（Mosquito Control and Research Unit）の報告によると、遺伝子組み換え蚊の放出で減少するはずの人を刺す雌の蚊が、かえって増えていたことが明らかになったのです。この事実を、同社は隠していたことになります。また、新たな懸念材料として、遺伝子組み換え蚊の生産施設にカビが発生しており、それが実験に影響を及ぼす可能性が指摘されています。

にもかかわらず新たな事態も起きています。ブラジルでは、インテクソン社が開発した新しい遺伝子組み換え蚊が用いられることになりました。ボルバキア菌の遺伝子を導入して新たに子孫ができなくした遺伝子組み換え蚊約二〇〇万を放出する予定です。

さらにはアフリカのブルキナファソ政府が、マラリア根絶を名目にバナ村での遺伝子組み換え蚊の放出実験を承認したのです。これにより同国がアフリカ最初の遺伝子組み換え蚊放出国になりそうです。この実験を主導するのは、「ターゲット・マラリア研究コンソーシアム」ですが、ブルキナファソとマリ、ウガンダの三カ国の研究者から構成されています。このコンソーシアムは、この放出実験終了後には、遺伝子ドライブ技術で改造した蚊の放出実験を行なう予定だと表明しました。今回の実験で放出される蚊は遺伝子組み換え技術で雄の生殖能力をなくしたものです。この放出実験には、英国王立大学ロンドン校やオックスフォード大学などの多数の研究者が参加しており、ビル&メリンダ・ゲイツ財団やフェイスブック、間接的には米国防総省の資金を得て進められています。またビル&メリンダ・ゲイツ財団より七〇〇〇万ドルの支援を受けています。

Q35 遺伝子ドライブの蚊も開発されているそうですが、本当ですか？

遺伝子組み換えだけでなく、遺伝子ドライブ技術で改造した蚊までもがつくられ放出されようとしているそうですが、そんなことが許されるのでしょうか？

Q26でも述べましたが遺伝子ドライブは、交雑して作られる子どもがすべてゲノム編集の遺伝子を持つようにする技術です。

実際、ゲノム編集の仕組みを遺伝子で組み込み、次世代以降に受け継がれるようにした遺伝子ドライブで改造した蚊（Q26参照）を用いて、ケージの中の蚊を死滅させる実験が行なわれ、成功したことが発表されました。実験を行なったのは英国ロンドン王立大学のアンドレア・クリサンティらの研究チームで、「ネイチャー・バイオテクノロジー」オンライン版（二〇一八年九月二四日）に掲載されました。

まだ先のことと思われていた遺伝子ドライブ技術の野外での放出計画が、ブラジルとオーストラリア、米国で進み始めました。二〇一九年一月一五日、ブラジル・バイオセーフティ技術委員会は遺伝子ドライブで改造した生物の野外放出を承認しました。もしこの改造生物の放出が行なわれると、ブラジルが世界で最初の同技術の応用地域となります。これに対して二月三、四日にサンパウロ近郊で、同国最大の農民組織である「農業労働者国民連合」や、「地域・水・森の人々」などの環境保護団体が集まり強く抗議し、デモを行ないました。

また、これとは別に、西オーストラリア州の六つの島と米国の太平洋の二つの島しょ部でも遺伝子ドライブ技術で改造した動物の放出実験が計画されていることが分かりました。この計画は、米国国防総省のＤＡＰＲＡ（国防高等研究計画局）が資金を提供して進めてきたもので、開発されたげっ歯類を用いて野生のげっ歯類を駆除しようというものです。同計画は、ＣＳＩＲＯ（オーストラリア連邦科学産業研究機構）、アデレード大学、西オーストラリア州環境保護局、米国の関連企業が署名してＧＢＩＲｄ（侵襲的げっ歯類の遺伝的駆除）という組織を結成して進めているものです。

この遺伝子ドライブ技術の応用は、種の絶滅を目指したものだけに、生物多様性に大きな影響が出ることが懸念されています。遺伝子ドライブは、大きな影響をもたらす技術だと警告を発した二つの論文が二〇一七年に発表されました。

掲載されたのは一一月一六日付『bioRxiv.org』と同日の日付の『PLOS Biology』です。遺伝子ドライブは、野生のネズミの駆除や農業害虫、マラリア蚊などの駆除対策として用いられようとしていますが、あまりにも劇薬的効果があることから、その影響が懸念されるというのです。両論文の共同執筆者であるマサチューセッツ工科大学のケビン・エスベルトは「私たちは象牙の塔を脱出して、開かれた場で議論する必要がある。なぜなら、ある所では害虫でも、ほかの場所では大事な益虫であるかもしれないからだ。そのため、さまざまな国、大陸間で、そこに住む人たちと相談して決める必要がある」と述べています。また「PLOS Biology」の共同執筆者であるニュージーランド・オタゴ大学のニール・ゲムメルは「遺伝子ドライブは、私たちが自然の保全を考えていくうえで、あまりにも強力な技術である」と警告しています。

しかし、このような警告を打ちのめそうとする動きも見られます。ビル・アンド・メリンダ・ゲイツ財団が、二〇一七年に、遺伝子ドライブを害虫の駆除などに使えるよう工作を行なっていることが明らかになりました。同財団は一六〇万ドルを広告代理店のエマージング広告社に渡し、生物多様性条約に介入し始めたのです。この費用は主に、同条約の意思決定に介入するのが目的で使われています。同国代理店が組織したプロジェクトが「遺伝子ドライブ研究スポンサー・サポーター連合」で、生物多様性条約で検討されている合成生物学に関する専門家グループ（AHTEG）に参加している科学者などを組織して、国連の意思決定を動かそうというのです。組織されたAHTEGメンバーは、ノースカロライナ州立大学のトッド・クィケン、クレイグ・ベンター研究所のロバート・フリードマン、ロンドン王立大学のポール・フレモンです。

しかし、市民運動の力は大きく、エジプトのシャルム・エル・シェイクで二〇一八年一一月一七日から二九日まで、生物多様性条約第一四回締約国会議（COP14）が開催されましたが、今回はアフリカで行なわれたこともあり、ブルキナファソで実験が予定されている遺伝子組み換え蚊の放出実験に対する抗議活動が活発に行なわれました。というのは、この遺伝子組み換え蚊放出実験の後に、さらに遺伝子ドライブを用いた蚊の放出実験

生物多様性条約

熱帯雨林保護など、自然環境を守るために、一九九二年にブラジルで開催された「地球サミット」で成立した国際条約。同条約には、遺伝子組み換え生物の規制を求めた「カルタヘナ議定書」と、自然から得られた経済的利益の衡平な分配を求めた「名古屋議定書」がある。

専門家グループ（AHTEG）

生物多様性条約締約国会議では本会議とは別に、専門家による会議が設定され、個別具体的な課題について話し合われ意見をまとめていく。このまとめが同会議の決定に大きく影響する。

が予定されているからです。

COP14への市民の働きかけの成果もあり、会議の結論では、遺伝子ドライブの使用に関して、一定の歯止めをかけることになりました。この技術を用いる際には予防原則に基づくことが求められたのです。とくに環境中で使用する際には事前に環境アセスメントを行ない、それ以外のケースで使用してはいけないことになりました。

それについて第三世界の市民団体のETCグループや農民団体のビア・カンペシーナは、歓迎する声明を発表しました。ETCグループはさらに、先住民や地域社会の同意を前提にすべきだと各国政府に呼びかけ、ビア・カンペシーナはすべての国の農民がこの技術に反対するよう呼びかけました。

遺伝子ドライブは軍事利用でも重大な懸念が示されています。ゲノム編集技術で毒素を増幅するようにして、遺伝子ドライブで世代を超えて受け継ぐようにさせて放出すると、わずかな数を放出させただけでも、次々に毒素を増幅させた蚊が作られ続け、人々を襲うことができます。このようなことが可能であることから、生物兵器として軍事利用も考えられていま

予防原則
慎重原則ともいわれ、疑わしい段階で規制や対策を立てていくこと。日本では、水俣病やイタイイタイ病、四日市喘息などの四大公害裁判の判決で、予兆があった段階で対処していればこれほど被害は拡大しなかった、と予防原則の大切さが指摘された。環境保護や食の安全を守るうえで、大切な原則だが、米国政府や産業界が進める「科学主義」の前に影が薄くなっている。

環境影響評価（環境アセスメント）
開発事業などを行なう際に、それが周辺の環境にどのような影響をもたらすのかを事前に調査し、予測及び評価を行ない、それを公表して住民や行政の意見を聞き、十分な環境保護対策を行なうことである。本来、

す。

『MITテクノロジー・レヴュー誌』（二〇一六年二月九日）は、遺伝子ドライブが大量破壊兵器に応用される可能性がある、と指摘しました。同誌は、米国政府中央情報局、国家安全保障局、その他六つのスパイや情報収集機関の内部情報の中で公開されたものを集めた年次報告を紹介した中で指摘しています。なぜ遺伝子ドライブ技術が問題かというと、とくに「CRISPR／Cas9」は科学研究に革命をもたらす上に、低コストで操作も簡単で、広がりやすいからであると結論づけています。実に危険な技術が開発されたものです。

評価が正しく行なわれれば環境は守れるはずだが、実際は開発を優先するのが現状である。特に日本では住民の意見は反映されることがほとんどなく、事業が始まると環境が破壊される事態が多い。

Q36 クローンと遺伝子組み換えって違うのですか?

バイオテクノロジーのひとつにクローン技術がありますが、遺伝子組み換えとはどのように違うのでしょうか? 現状はどうなっているのでしょうか?

二〇〇九年一月一九日に、日本の食品安全委員会の専門調査会ワーキンググループが、「体細胞クローン家畜は食品として安全」と評価しました。これを受けて、食品安全委員会が、食品として認める答申を出し、厚労省がそれを受けて正式に認めました。しかし、とても食品になるような状況にありません。

クローンとは、語源はギリシャ語で小枝のことで、植物が受精を通さないで、挿し木などで増えることを意味します。木の場合、このように受精を経ないで、同じ遺伝子を持った品種を増やすことができます。遺伝的に同じ生命体を作り出すことをクローンといい、植物や微生物では、さほど難しい技術ではありません。しかし、家畜などの動物では大変に難しい技術です。

　クローン技術は動物の場合、大きく分けて、遺伝的に同じ兄弟姉妹を作り出す受精卵クローン技術と、遺伝的に同じ親子を作り出す体細胞クローン技術があります。クローン技術は、人工授精から始まった生殖操作技術の積み重ねによって誕生しました。とくに体外受精技術や代理出産などは、どちらのクローン技術でも、必要不可欠のものです。

　まず受精卵クローン技術が先行しました。牛を例に見ていきたいと思います。体外受精で優良牛の精子と卵子を掛け合わせ、受精卵を作り出します。その受精卵が細胞分裂を起こして一六～六四の細胞数になった際にバラバラにして、その一つ一つを別々の卵子の中に入れます。卵子は屠畜場で解体された牛などから大量に入手できます。卵子の核はあらかじめ取り除いておきます。そうすると優良牛同士を掛け合わせた遺伝子を持つ「受精卵」がたくさんできます。それを代理母に出産させます。この方法を用いると、うまくいくと一度

体細胞クローン

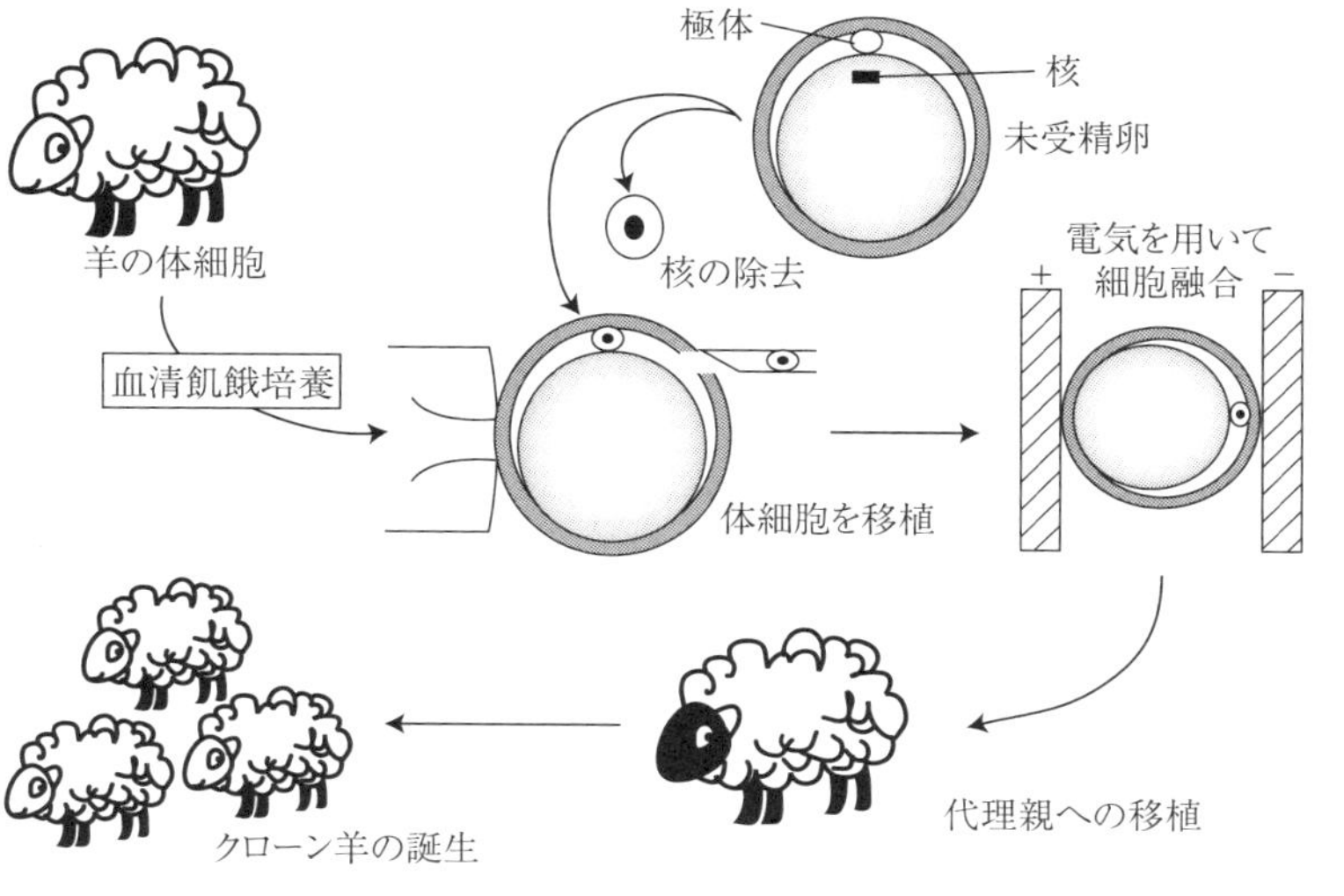

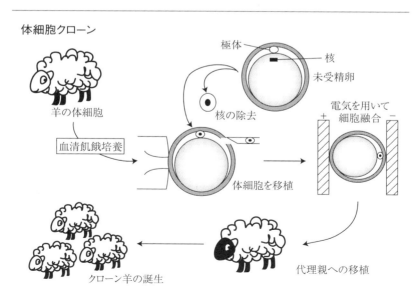

に遺伝的にまったく同じ優良牛の兄弟姉妹を数十頭誕生させることができます。これが受精卵クローンです。

　体細胞クローン技術は、受精卵クローン技術に比べてはるかに難しく、長い間不可能と思われていました。体細胞クローン技術では、受精卵を分割した細胞ではなく、臓器や組織などの体細胞を用います。体細胞とは、体を構成する生殖細胞以外の細胞のことです。優良牛から体細胞を取り出し培養し、その培養した体細胞をバラバラにして、その一つ一つを卵子の中に入れます。卵子は屠畜場で解体された牛などから入手します。卵子の核はあらかじめ取り除いておきます。そうすると優良牛の遺伝子を持つ「受精卵」代わりの「クローン胚」がたくさんでき、それを代理母に出産させます。

　一九九六年七月五日に、世界で初めて体細胞クローン動物が誕生しました。それがクローン羊「ドリー」です。このクローン羊づくりに用いられた細胞は、六歳まで成長した雌の羊の乳腺の細胞でした。乳腺細胞から作られたため、グラマ

受精卵クローン

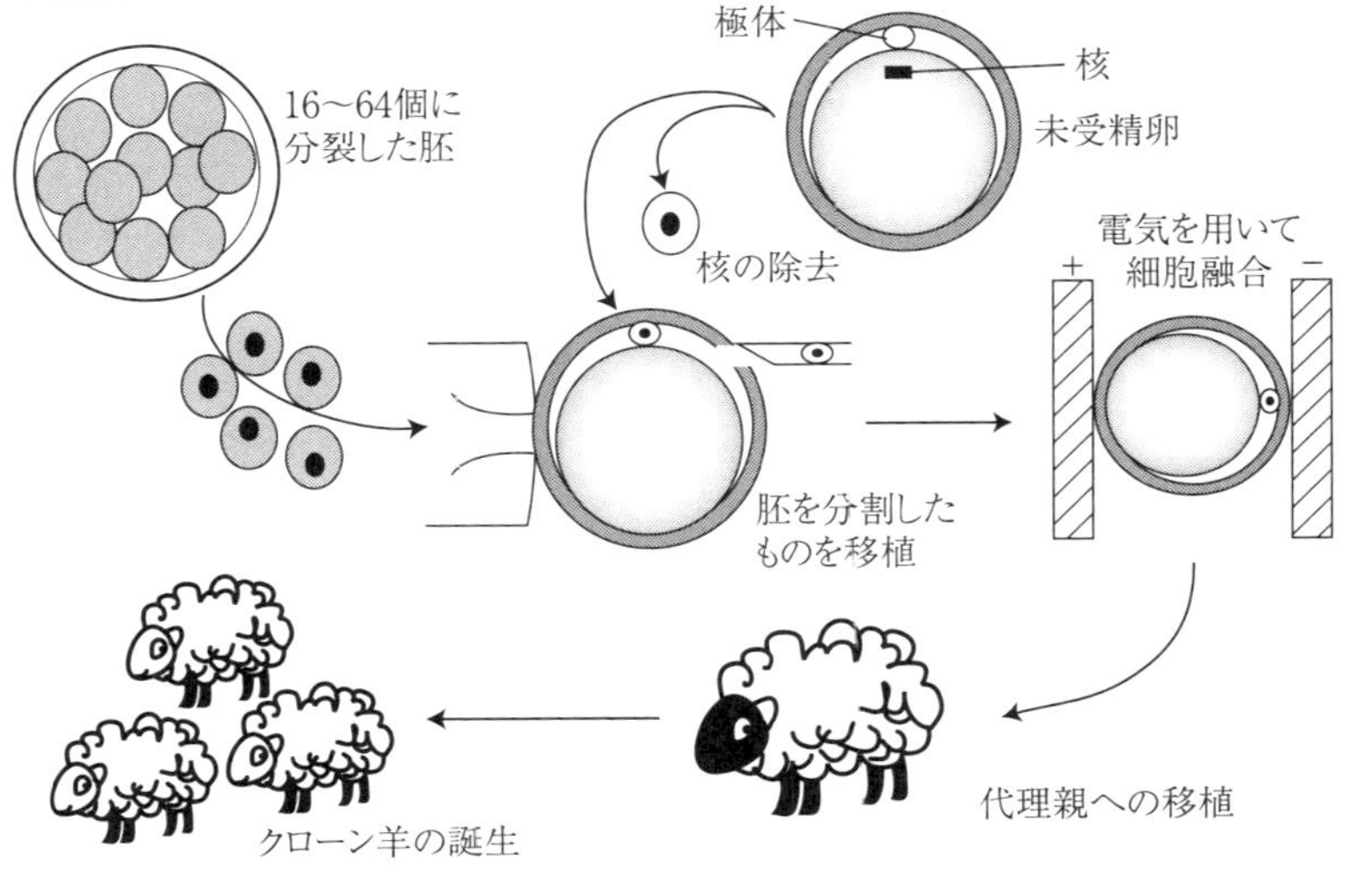

ーな女優の「ドリー・パートン」から命名されました。乳腺細胞を試験管内で何世代も培養しつづけました。その乳腺の細胞を、核を取り除いた卵子に入れ、受精卵同様の「クローン胚」をつくり、それを代理母にあたる他の羊の体内に移植し誕生させました。

このように体細胞クローンは、通常の生殖を経ないで、遺伝的に同じ生命をつくる技術です。通常ですと父親と母親の両方から遺伝子を受け継ぐため、片方の親と遺伝的に同じ子どもは誕生しません。受精卵クローンは、兄弟姉妹が遺伝的に同じであっても、生まれた子どもはすべて両親から遺伝子を受け継いでいます。ところが体細胞クローンは、片方の親の遺伝子だけで誕生することになります。

農水省は、「家畜クローン研究の現状」を定期的に発表しています。二〇一三年三月末時点のデータによると、体細胞クローン牛はこれまで五九四頭が誕生したものの、そのうち死産が八八頭、生後直後の死亡九五頭、病死等一四九頭で、研究機関で育成・試験中はわずか四一頭にすぎません。実に惨澹（さんたん）たる状況です。その原因はほとんど分かっていません。また、クローン豚と山羊についても詳細が示されていますが、これらも惨澹たる状況にあります。
　誕生した家畜も異常が目立ちますが、それ以前の問題として、一頭の牛が誕生するまでに、無数の「クローン胚」をつくり出さなければなりません。そのクローン胚から、苦労して出産までこぎ着けられるケースはごくまれです。しかも、やっと誕生させたと思ったら、死産・出生直後の死亡が多く、病気で早く死ぬケースが多いのです。その病気も、一般の出産で誕生した牛に比べて、出生時の異常を引きずったものが多いのです。

「クローン家畜研究の現状」（2013年3月末時点）

受精卵クローン牛	
出生頭数	734頭
死産	77頭
生後直死	35頭
病死	105頭
事故死	20頭
試験供用	85頭
食肉出荷	340頭
不明	63頭
育成・試験中	9頭
受胎中	0頭

体細胞クローン牛	
出生頭数	594頭
死産	88頭
生後直死	95頭
病死（生後6カ月以内に死亡）	112頭
病死（生後6カ月以降に死亡）	37頭
事故死	10頭
試験供用	211頭
育成・試験中	41頭
受胎中	1頭

体細胞クローン豚	
出生頭数	628頭
死産	139頭
生後直死	62頭
病死	190頭
事故死	35頭
試験供用	217頭
育成・試験中	25頭
受胎中	0頭

体細胞クローン山羊	
出生頭数	9頭
死産	1頭
生後直死	3頭
病死	3頭
育成・試験中	2頭
受胎中	0頭

Q37 クローン家畜って今どうなっているのですか？

クローン家畜が活発に作られた時期がありましたが、今はあまり聞かれません。開発の現状はどうなっているのでしょうか？　まだ生まれているのでしょうか？

体細胞クローン技術を用いて誕生した家畜は、内臓奇形など異常が多く、死産や生後直後の死亡、病死が多いなどの問題点が指摘されています。食品安全委員会の専門調査会ワーキンググループの評価書でも、異常が多い点は認めています。しかし一定期間すぎれば他の繁殖技術で生まれた家畜と同等である、だから安全としているのです。言い換えると、異常な子どもは早く死ぬ、生き残ったものは問題ない、だから安全だといっているのです。奇形や病気が多くても、食品としては安全だから食べろといっても、納得する生産者や消費者はいないと思います。

加えて、世界的にクローン家畜の研究や開発が中止される傾向が広がっています。最近のニュースによると、ニュージーランドでクローン家畜を開発してきた施設が閉鎖されたといいます。その理由は高い死亡率にあると、開発を推進してきた「アグリサーチ研究所」の代表ジミー・スッティは述べています。

クローン家畜の中でもっとも期待されてきた体細胞クローンでは、死産や生後直後の死亡が多く、生まれてきた子どもも異常が多かったり、若くして病気で死亡するケースが多く、開発の意味がなくなったといえます。研究者の関心も、クローン技術からｉＰＳ細胞（人工多能性幹細胞）に移行しています。もはやクローン技術に対する期待も幻想も失われてしまったといえます。

二〇一三年六月二八日に農水省農林水産会議が発表した「家畜クローン研究の現状」で、クローン家畜の開発はほぼ終焉（しゅうえん）を迎えたことが明らかになりました。二〇一二年一〇月一日から二〇一三年三月三一日までの出生頭数は、受精卵クローン牛三頭、体細胞クローン牛が〇頭です。受胎中は、体細胞クローン牛一頭で受精卵クローン牛〇頭です。受精卵クローン牛の三頭が死亡すると、その後は誕生がなくなります。体細胞クローン豚に関しては、出生が七頭ありましたが、こちらも受胎中はなく、後続は途切れ

家畜クローン研究の現状

	出生頭数	受胎頭数
受精卵クローン牛	3	0
体細胞クローン牛	0	1
体細胞クローン豚	7	0
体細胞クローン山羊	0	0

出生頭数は、2012年10月1日から2013年3月31日の期間

ています。体細胞クローン山羊は出生も受胎中も〇頭です。もはやクローン技術は、研究も開発も行われなくなりつつあるといってよいといえます。クローン技術自体がうまくいかなかったことに加えて、ほとんどの研究者が、対象をクローン技術からＥＳ細胞やｉＰＳ細胞に移行したからです。

Q38 ES細胞とiPS細胞とは何ですか？　どんな問題があるのですか？

マスコミなどで、あらゆる組織や臓器を作り出すことができることから万能細胞と呼ばれている、ES細胞やiPS細胞の開発はどうなっているのでしょうか？

iPS細胞とは、人工多能性幹細胞（induced pluripotent stem cells）のことです。テレビ・新聞をはじめ、ほとんどのジャーナリズムがこの細胞を絶賛していますが、それはこの細胞を開発した京都大学教授の山中伸弥がノーベル賞を受賞したからです。

科学はいま、企業化・商品化を基本としており、基礎科学は軽視、あるいは無視されています。しかもそこに存在するのは、御用学者の集団です。東京電力福島第一原発事故で「原子力村」の存在があらわとなりましたが、それはiPS細胞や遺伝子組み換え食品などを開発しているバイオテクノロジーの世界でも同様です。そこには「バイオ村」ともいえる、政府の審議会を占拠し、企業と癒着（ゆちゃく）した研究者が存在しており、独立して研究して

再生医療

やけどで壊れた皮膚など、失われた細胞や組織、臓器などを再生し、機能を回復させる医療。皮膚移植や臓器移植などで回復させるケースが増えている。

いる人はごくまれです。それは日本国内だけでなく、世界的なものといえます。ノーベル賞の科学部門は、その御用学者の中から選ばれてきました。

　これまでバイオテクノロジーは、企業化・商品化という点でいうと、あまり成果を上げているとは言えません。その中でｉＰＳ細胞は久々の希望の星になっているのです。このｉＰＳ細胞が期待されている分野が、医薬品開発や、再生医療と呼ばれる臓器や組織といった人体の部品をつくり出す道です。特に後者は、注目されています。再生医療とは、損傷を起こした皮膚などを再生させる医療のことです。

　ｉＰＳ細胞が開発される前にＥＳ細胞（Embryonic stem cells）が開発されました。この細胞は、マスコミなどでは「万能細胞」と名づけられた胚性幹細胞のことです。このＥＳ細胞は、受精卵を壊さないとできないなど、人間への応用において倫理的な問題を抱え、応用が進みませんでした。また、韓国で起きた黄禹錫（ファンウソク）事件が、影を落とすことになりました。韓国の英雄的科学者である黄禹錫が、人間の体細胞クローン胚からＥＳ細胞を樹立したと発表し、世界中が驚き、称賛しましたが、それが偽りだったという事件です。事件そのものというより、きわめて恵まれた条件で体細胞クロ

iPS細胞の作り方

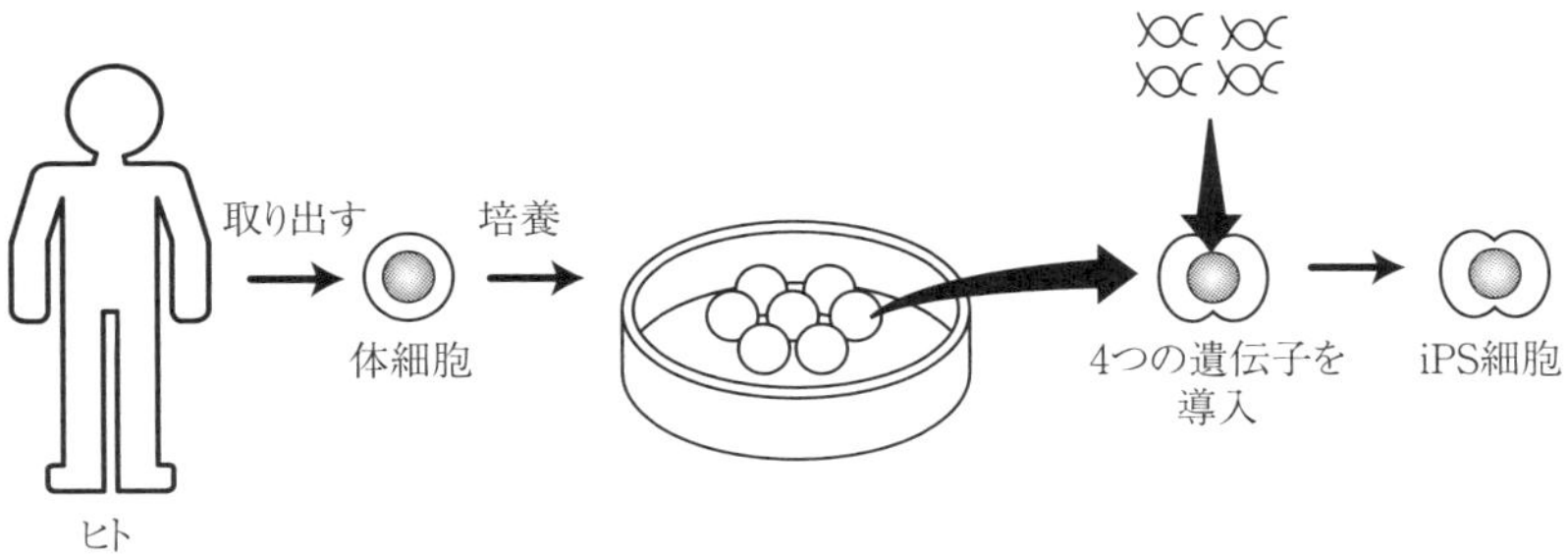

ーン胚からＥＳ細胞を作り出すのに成功したということでしたが、それが嘘だったことが分かった時に大きな衝撃が走りました。体細胞からＥＳ細胞を作ることのむずかしさを示したからです。これにより研究は、ＥＳ細胞からｉＰＳ細胞へと向かうのです。

ｉＰＳ細胞は、体細胞の中の幹細胞からＥＳ細胞に似た細胞づくりとして進められ、誕生したのです。ｉＰＳ細胞は、ＥＳ細胞と似た細胞ですが、受精卵から作り出されたわけではないため、あらゆる組織や臓器に分化させるには、手数が必要でした。その手数とは、どのようにして体細胞の幹細胞にＥＳ細胞並の能力を持たせるか、でした。

研究者たちは、競ってＥＳ細胞と同様の能力を持つｉＰＳ細胞作りに取り組み、最初に開発したのがノーベル賞を受賞した京都大学の山中教授でした。その方法は、ゲノム解析でＥＳ細胞と体性幹細胞で遺伝子の異なる部分を探し、四つの遺伝子に絞り込み、それを組み換えて作り出したのです。その後、遺伝子の数を減らしたり、化学物質を用いるなど、さまざまなｉＰＳ細胞が開発されてきました。このｉＰＳ細胞は、受精卵を壊して作るわけではないため、倫理的問題は無くなったとして開発に歯止めがかからなくなり、競争が激化しました。

その後iPS細胞から、さまざまな臓器や組織を作る試みが進んでいます。その一つの事例が、慶応大学教授・岡野栄之等の研究チームが行なっている、神経幹細胞を用いる実験です。脊椎損傷を起こさせたマウスに、iPS細胞から作り出した神経幹細胞を五〇万細胞導入したところ、マウスの後ろ足が動くようになったというもの。この岡野栄之等の研究チームはまた、iPS細胞から人間の精子の基となる細胞を作り出しました。その精子を受精させることで、機能が正常か否かを確認したい、という研究者の声が大きくなっています。もしその受精から、生命が誕生すれば「人工人間」となります。生命を扱う科学者の世界は、いったん歯止めを失ったため、より危うい世界へと入り込んできています。

iPS細胞の開発はまた、安全性もおざなりになってきました。この細胞が持つ増殖能力は発癌性と紙一重とみられているため、臓器移植の後に癌化する恐れも指摘されています。さらに、iPS細胞自体、あらゆる臓器や組織に分化する前の未分化の細胞であることから、その未分化な状態が残ると、一歩間違えると人間としての体の機能を奪う可能性があります。

また、自らの体細胞を用いて作り出したiPS細胞を用いて、臓器や組織を作り出しても、遺伝子組み換えを行なうため、異物として認識し、拒絶反応が起きる危険性もあります。

実際、世界で初めて行なわれたiPS細胞を用いた臓器移植で、有害事象が発生したことが、二〇一八年一月一六日、執刀医によって明らかにされました。これは理化学研究所と神戸市立医療センターが行なった滲出型加齢黄斑変性症の五人の患者への移植手術後の観察で発見されたものです。用いられたiPS細胞は、拒絶反応が起きにくい人から作成されたものだったのです。その作成された網膜を移植したところ、そのうちの一人に網膜内に浮腫ができ、網膜前膜の除去手術が行なわれました。

iPS細胞での人体実験の進行は、倫理面や安全性を軽視したものといえます。このように安全性や倫理性よりも、企業化・商品化が優先されているのが、いまの科学の世界です。その典型的なケースを、ここに見ることができます。

滲出型加齢黄斑変性
年齢を重ねることで網膜の中心部分にある黄斑に障害が生じ、見えにくくなる病気。萎縮型と滲出型があり、滲出型は異常になった血管が侵入して網膜を障害することが原因で起きる。

プロブレムQ&A

V

遺伝子組み換え・ゲノム操作食品の安全性

Q39 遺伝子組み換え食品は安全ですか？

遺伝子組み換え食品の安全性は確保されているのでしょうか？　さまざまな動物実験が行なわれているそうですが、どんな問題点が指摘されていますか？

遺伝子組み換え食品は安全なのでしょうか。また、きちんとした安全審査は行なわれているのでしょうか。とてもそのようには思えません。

というのは、遺伝子組み換え食品の安全に対して疑問を呈するような動物実験例が増えているのに、それらが無視され続けているからです。その一番いい例が、二〇〇九年五月に米国環境医学会が出した声明で、それまで行なわれた動物実験を点検し、遺伝子組み換え食品は健康被害をもたらす可能性が大きいとして、即時の販売中止を求めました。その理由として、免疫系に悪影響を及ぼすこと、子や孫の代で数の減少が起き、ひ弱になること、肝臓・腎臓といった解毒臓器(げどくぞうき)に障害を引き起こすことが示されたのです。この内容についてはＱ44で詳しく述べます。

イタリア食品研究所が殺虫性トウモロコシを用いて行なった動物実験では、免疫細胞に異常が見られ、ウィーン大学が除草剤耐性と殺虫性の二つの性質を併せ持つトウモロコシで行なった動物実験では、三、四世代目で子孫の減少と体重の減少がありました。

二〇一一年にはカナダ・ケベック州シャーブルック大学医療センター産科婦人科の調査で、遺伝子組み換え作物に用いる農薬そのものやその成分が、妊娠した女性の体内により蓄積しているという研究結果が発表されました。また、へその緒にも蓄積しており、胎児への移行の可能性が示されました。

さらにはフランス・カーン大学の研究チームが除草剤耐性トウモロコシを用いて行なった実験（Q45参照）では、ラットの寿命が短くなり、雌では、乳がんと脳下垂体の異常が多く、雄では肝機能障害と腎臓の肥大、皮膚がん、消化器系への影響がみられました。多くの動物実験がその有害性を指摘するまでになりました。

では、何が原因なのでしょうか。遺伝子組み換え作物には、大きく分けて二種類が開発されてきました。除草剤耐性作物と殺虫性作物です。除草

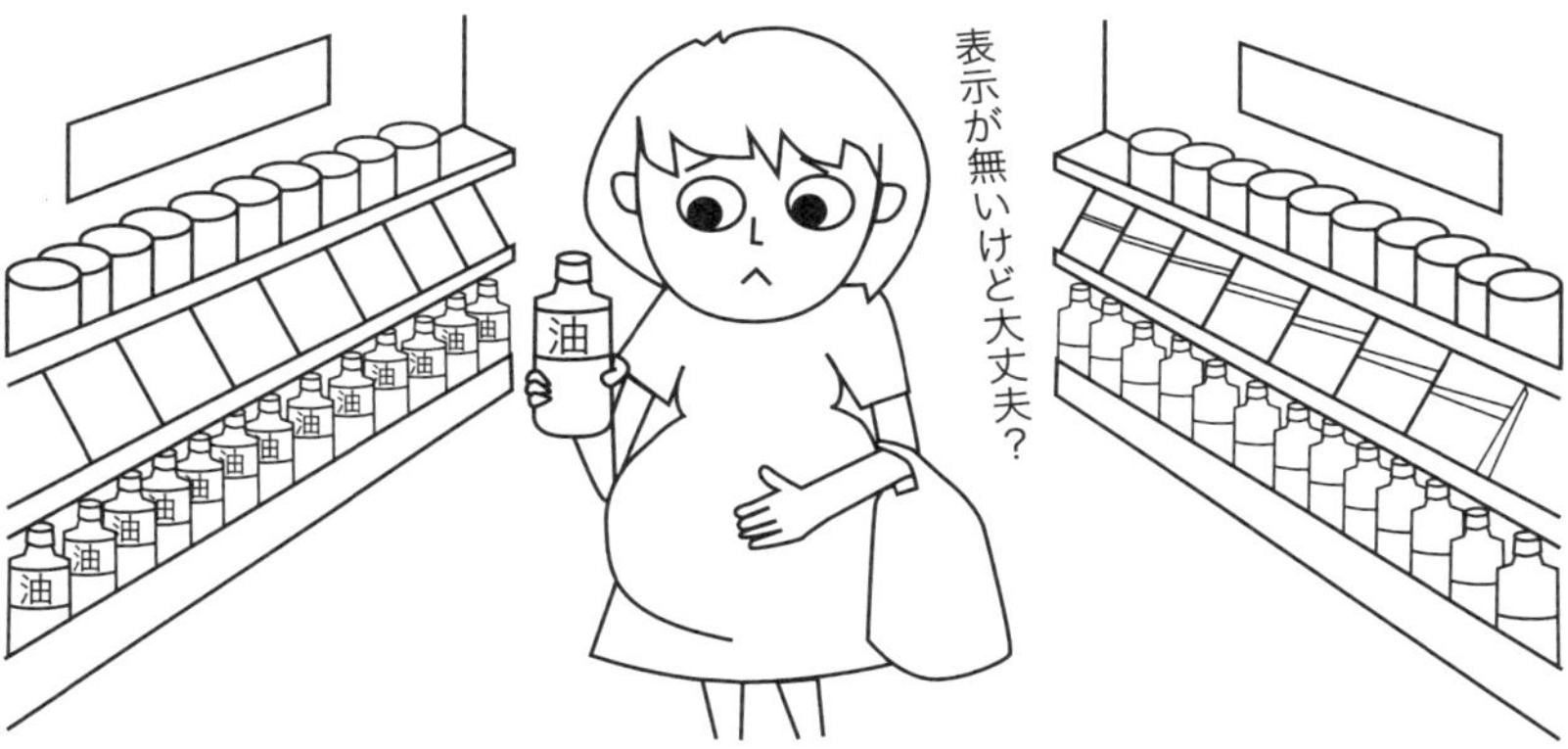

剤耐性作物は、ラウンドアップ（主成分グリホサート）やバスタ（主成分グルホシネート）といった特定の除草剤に抵抗力をもたらした作物です（Q８参照）。この作物の場合、ラウンドアップやバスタといった除草剤の残留が問題になります。といいますのは、これらの除草剤は植物をすべて枯らすため、作物に用いることができませんでした。そのため残留することはありませんでした。それが遺伝子組み換え作物の登場で残留するようになったのです。

最近、加えてプレハーベスト（収穫前）という農薬の使い方が急速に増大しています。以前から一部で行なわれてはいましたが、農業の大規模化、省力化によって農薬汚染を加速させています。とくに盛んなのが、米国やカナダの穀倉地帯であり、小麦などの麦類や大豆などの豆類で行なわれています。遺伝子組み換え作物の拡大に加えて、残留量を増やす要因になっています。

後者の殺虫性作物は、作物自体に殺虫能力をもたせることで、殺虫剤をまかなくてすみ、これも省力効果が大きいとされてきました（Q８参照）。この殺虫性作物内にできる殺虫毒素もまた食の安全性を脅かす要因です。

プレハーベスト（収穫前）農薬
効率を上げるため、小麦や大豆などで収穫前に除草剤などを撒き一斉に枯らしてから収穫するケースが増えている。その際に用いる農薬のこと。

加えて、遺伝子組み換え技術自体がもたらす影響もあります。遺伝子組み換え技術は、これまで自然界には存在しなかった生命体を作り出します。その作り出す過程で、思いがけない変化が生じる可能性は高く、それが食品の安全性に影響を及ぼしかねない、と考えられます。例えば、導入した遺伝子が導入された生物の遺伝子を止めたり、あるいは変更を加えるなどの影響が懸念されています。この点については、後程述べる米国環境医学会の報告やフランス・カーン大学の研究チームが行なった実験が、その一端を示しています。

Q40 遺伝子組み換え作物に用いる除草剤は安全ですか？

遺伝子組み換え作物が栽培されてから、除草剤の残留が多くなったと聞いています。その除草剤は体内に取り込んでも問題ないものなのでしょうか？

除草剤耐性作物がもたらしている最大の問題が、発がん物質である除草剤グリホサートの残留です。二〇一五年三月、WHO（世界保健機関）の専門家機関のIARC（国際がん研究機関）が、グリホサートを発がん物質「2A」にランクしました。IARCのランク付けは1〜4の四段階で、2はAとBの二つに分けられており、2Aにランクされると発がん性が強く疑われることになります。この決定が、米国で多くの訴訟をもたらし、その勢いは全米へと広がったのです。これについてはQ42で詳しく述べることにします。米国カリフォルニア州環境保護局も、グリホサートを発がん物質として正式に認定しました。これは米国で最初に認定した公的機関です。

IARCによる発がん物質のランクづけ

IARCはこれまでも化学物質や放射線などについて、発がん性を検討・評価し、ランク付けしてきた。ランクはグループ1から4まであり、グループ2は、A、Bに分けられているため、五段階で評価されている。グループ1は発がん性ありで、アスベストやダイオキシンなどがランクされている。グループ2Aは「おそらく（probably）発がん性あり」でPCBや紫外線などがランクされている。2Bは「発がん性の可能性がある。

グリホサートの有害性は科学的にも立証されています。同除草剤への曝露が、皮膚がんの一つである黒色腫を増やすという研究結果が、C・フォルテスなどイタリアとブラジルの研究者によって発表されました。論文は『職業環境医学ジャーナル』誌二〇一六年四月号に発表され、そこでは遺伝子組み換え作物の拡大に伴い、グリホサートの使用量が増え、農家の被曝量が増えていること、被曝者は、グリホサートに加えて日光にさらされると、さらに発がんのリスクは高まること、などが述べられています。

米国カリフォルニア州で訴訟を起こし勝訴したドウェイン・ジョンソンは、グリホサートを慢性的に被ばくした結果、非ホジキンリンパ腫になりました。この病気は、悪性リンパ腫のひとつです。

しかし、グリホサートの危険性は、発がん性にとどまりません。神経毒性や内分泌かく乱など、さまざまな悪い影響をもたらしています。二〇一七年に発表された、英国で行なわれた動物実験の結果で、ごく微量のグリホサートが肝臓の疾患を引き起こすということも示されました。実験は、英国ロンドン大学キングスカレッジのマイケル・アントニオらがラットを用いて行なった二年間の長期実験で、人が飲む飲料水の濃度に匹敵する、

る（possibly）」でＤＤＴや電磁波などがランクされている。グループ３は「発がん性を分類できない」、グループ４は「おそらく発がん性なし」で、グループ１はもちろん、２にランクされると基本的に発がん物質と認識されてきた。

黒色腫
皮膚がんの一つでメラノーマと呼ばれることもある。メラニン色素を産生する皮膚細胞で起きる腫瘍をいう。

非ホジキンリンパ腫
ホジキンリンパ腫以外のすべての悪性リンパ腫を指し、日本では大半のリンパ腫がこの非ホジキンである。

四μg／kg／日というごく微量のグリホサートを摂取し続けただけで、非アルコール性脂肪肝疾患（ＮＡＦＬＤ）になったのです。このＮＡＦＬＤは通常は肥満の人に見られる疾患です。症状としては、疲労、衰弱、食欲不振、吐き気、腹痛、血管への影響、黄疸（おうだん）、浮腫（ふしゅ）などがあります。研究チームは肝臓を分子レベルで検査しましたが、そこでは細胞の損傷、重度の脂肪肝疾患、細胞に壊死などが見つかっており、人への影響が懸念されると述べています。

　グリホサートは神経毒性のある化学構造をしている、と指摘したのが黒田洋一郎（元東京都神経科学総合研究所研究者）です。以前、帝京大学医学部の藤井とも子教授が、ラットに除草剤バスタの主成分グルホシネートを用いて行った動物実験で、母親への投与で産まれてきた子どもが噛みつきが増したり、ひどいケースでは殺し合うなどの行動への影響が起きたことを報告しました。この実験は長い間隠れたままになっていました。この論文を黒田が発掘し紹介しました。そして、論文を紹介する際に、グルホシネートとグリホサートは同じ有機リン化合物であり、偽神経伝達物質と類似の構造を持ち、神経毒性を持ち得ると述べ、グリホサートもまた神経毒性

非アルコール性脂肪肝疾患（ＮＡＦＬＤ）
　肝臓に中性脂肪がたまった状態を脂肪肝といい、アルコールを飲まない人やほとんど飲まない人が起こる脂肪肝のこと。

が強い物質であると指摘したのです（『科学』岩波書店二〇〇四年八月号）。

グリホサートが動物の行動に影響があることも分かりました。このマウスを用いた実験を行なったのはアルゼンチンのC・J・バイアーらで、マウスに微量のグリホサートを鼻腔（びこう）内に投与して行なわれ、実験結果は『神経毒性と奇形学』（二〇一七年一一月一二日）に掲載されました。期間は四週間、週三日投与して、神経行動学的影響を調べました。実験の結果、歩行活動が減少、眼球の動きに顕著な変化が起き、認知能力も優位に損なわれたのです。

さらには仏カーン大学のセラニーニたちが繰り返し行なっている動物実験で、グリホサートが内分泌かく乱物質であることも明らかになっています。すでに紹介した英国ロンドン大学キングスカレッジのマイケル・アントニオらの実験について、米国環境保護局の科学者レイモン・シドラーは、内分泌かく乱が原因として疑われる、と指摘しています。

アルゼンチンでは遺伝子組み換え大豆がもたらす悲劇が伝えられています。「地域を反映させるグループ（GRR）」の報告は、多数の医師、専門家、住民の証言から構成されています。それによると、ラウンドアップが

狼瘡

通常、結核菌が血液によって運ばれ、顔面など全身の組織が壊されて、結節や潰瘍などができる病気。最近では自己免疫疾患である膠原病の全身性エリテマトーデス（紅斑性狼瘡）を指すことが増えてきている。

大量にまかれる地域で特に際立っている病気が、若年層のがん、出産時の奇形、狼瘡と呼ばれる皮膚障害、腎障害、呼吸器系の疾患などです。コルドバ州では、白血病、皮膚の潰瘍、内出血、遺伝障害などが多発し、サンタフェ州では、一〇倍の肝臓癌、三倍の胃癌・精巣癌が発生しています。

また同じアルゼンチンで、同除草剤が胎児に障害をもたらす可能性があるとする見解を、発生学を専門とするブエノスアイレス大学教授アンドレス・カラスコが発表しました。同博士によると、両生類の胚を用いた実験で胎児に脳や腸、心臓に欠損を生じるケースがみられたといいます。この結果は、人間の胎児でも起きうると指摘しています。同教授はまた、この農薬が、ホルモンに悪い影響を及ぼし、催奇形性だけでなく、発がん性をもたらすことが、よりはっきりとした、と指摘しています。

その他にも、アルゼンチンの医師グループが、遺伝子組み換え大豆の栽培拡大にともなうラウンドアップの使用量増加と出生異常の急増の関係に注目した報告書を発表しました。DNAの障害、ラウンドアップの主成分グリホサートとその分解産物AMPA、神経発達障害などに関する内容を含むもので、二〇一〇年八月にコルドバ国立大学で開かれた第一回農薬散

AMPA（アミノ酸メチルホスホン酸）
除草剤ラウンドアップの主成分グリホサートが、微生物によって分解過程で生じる物質のことで、代謝産物の大半がこの物質である。グリホ

布実施市町村医師会議で報告されました。
一九九六年以来、アルゼンチンではラウンドアップの散布量が増加しており、当初一ヘクタールあたり二リットルだったものが、現在、多いところでは一〇〜二〇リットル散布されている地域もあり、そうした地域では一般市民が暮らす住居や、学校、公園、水源、運動場、仕事場などにも農薬が飛散しています。そうした地域で診療を行なっている医師たちによれば、癌、先天性異常、生殖異常が急増しています（人口一万人あたりの出生異常が、一九九七年には一〇人以上、二〇〇一年には二〇人以上、二〇〇八年には八〇人以上）。医師らは、遺伝子組み換え作物を導入した現在の農業生産方法を問題視しており、充分に研究し、社会的にも文化的にも納得できる、生態系の再生が可能な生産システムを選択できるようにするよう求めています。

サートより強い毒性があるという指摘もある。

Q41 グリホサートは妊婦や赤ちゃんにも影響があるのでしょうか？

遺伝子組み換え作物に用いられている除草剤が、妊娠しているお母さんや子どもたちへ与える影響が一番心配です。どのような影響があるのでしょうか？

グリホサートには強い生殖毒性があります。妊婦や赤ちゃんへの影響は深刻です。カナダの産科婦人科の調査で、遺伝子組み換え作物に用いる農薬や農薬成分が、妊娠した女性の体内に蓄積しているという研究結果が、二〇一一年に示され『生殖毒性誌』に発表されました。調査を行なったのは、カナダ、ケベック州シャーブルック大学医療センター産科婦人科の医師たちで、母体の蓄積と胎児への移行の関係を調べるため、除草剤の主成分とその代謝物、殺虫毒素の血液中の濃度を調べたものです。妊娠している女性と妊娠していない女性を対照して調べたところ、妊娠している女性により多く蓄積していたことが分かりました。さらには、妊娠している女性の場合、へその緒にも蓄積しており、胎児への移行の可能性が示されま

生殖毒性
生殖細胞や生殖機能に悪い影響をもたらす毒性。

した。

その後、グリホサートが妊娠期間を短縮させ、低体重児を出産させるという調査結果が、『環境による健康』誌（二〇一七年三月九日）に発表されました。この調査・研究を行なったのは、フランシスカン・セント・フランシス保健システムの新生児集中治療室の医師で、インディアナ州インディアナポリスのライリー子ども病院の臨床小児科医でもあるポール・ウィンチェスターが率いる研究チームです。

調査の対象はインディアナ州中部に住む妊婦七一人で、尿及び水道水のサンプルを定期的に採取し、定期的に出生前のケアを行ない、二年間にわたって追跡しました。妊婦の平均年齢は二九歳で、六六人（九三％）からグリホサートが、検出限界（〇・一ng／ml）を超えて検出されました。平均は三・四〇ng／ml（〇・五～七・二〇ng／ml）でした。

尿中のグリホサート濃度の高い妊婦の場合、妊娠期間が短くなり、これは有意に連関しており、また、赤ちゃんの体重が少ない傾向がありました。ポール・ウィンチェスターによると、その赤ちゃんは将来的に、糖尿病、高血圧、心臓病、認知能力の低下、メタボリック・シンドロームにな

メタボリック・シンドローム
内臓脂肪が増え、生活習慣病や心臓・血管の病気になりやすい状態をいう。

るリスクが高まると指摘しています。米国ではグリホサートが妊婦や赤ちゃんに及ぼす影響がもはや当たり前に思われており、遺伝子組み換え食品を拒否する大きな運動になって広がっています。

このような影響は動物実験でも確認されています。それは妊娠中に安全だとされる濃度のグリホサート系除草剤に曝露した雌ラットでも、受精能力を損なうことに加えて、孫の代で異常に発達した四肢や成長遅滞などの障害を誘発することが明らかになったのです。実験を行なったのはアルゼンチン・リトタル国立大学のマリア・M・ミレシらの研究チームで、『毒物学アーカーブス』誌（二〇一八年六月九日）に発表されました。それによるとグリホサート系除草剤を二mg／kg（体重）／日と二〇〇mg／kg（体重）／日を食事とともに妊娠期間九日間と離乳まで摂取させました。その結果、子ラットの数が減少し、孫の世代には先天性の四肢障害などが見いだされました。

イタリアのラマジーニ研究所がラウンドアップとその主成分のグリホサートの両者を用いて行なった実験でも、生殖機能などに影響があることが明らかになりました。この実験は、本実験の前の予備実験で、ラットを用いた九〇日の実験で、米国で毎日摂取しても安全とされる水質基準値と同じ濃度で行なわれました。その結果、ラウンドアップでもグリホサートでも性的発達に影響をもたらし、遺伝毒性を持ち、腸内細菌に影響をもたらすことが示されたのです。その影響は、ラウンドアップの方がグリホサートよりも大きかったとしています。(ラマジーニ研究所二〇一七年一〇月二四日)

まだまだあります。米国ワシントン州での調査で、グリホサート散布地域に住む人は、農薬散布のない地域に住む人に比べて、パーキンソン病での早期死亡率が三三%高いことが明らかになりました。この研究を行なったのはワシントン州立大学のマライア・カバレロなどで、『国際環境研究と公衆衛生ジャーナル』誌(二〇一八年一五(一二)、二八八五)に掲載されました。

以上のように、グルホッサートは妊婦や赤ちゃんに大きな影響をもたらすのです。

遺伝毒性
遺伝に悪い影響をもたらす毒性。遺伝子に影響する放射能や変異原性物質などが、この毒性を持った物質にあたる。

パーキンソン病
脳の底部にある線条体などが変性を起こし、脳内ホルモンのドーパミンが不足することで起きる疾患で、徐々に進行して高度の運動障害が起きる。

Q42 グリホサートで癌になったという人が訴えた訴訟は、どうなりましたか？

米国ではグリホサートをめぐる訴訟が拡大しているそうですが、判決はすでに出ているのでしょうか？　出ているとすると、どんな判決だったのでしょうか？

被害者勝訴の判決が出ました。二〇一八年八月一〇日、米国カリフォルニア州のサンフランシスコ地裁は、がんになった原因は農薬ラウンドアップによるものだとモンサント社（その後バイエル社）を訴えていた末期がんの被害者に、それを認めバイエル社に二億八九〇〇万ドル（約三二〇億円）を支払うよう命じました。この金額の内二億五〇〇〇万ドルが、同社に悪意があったとする懲罰的損害賠償金です。原告のドウェイン・ジョンソンは、二〇一二年から同州ベニシアにある校庭の除草にラウンドアップの業務用製品の「レンジャープロ」のジェネリック製品を繰り返し使用していました。その結果、非ホジキンリンパ腫になったと主張して訴えていました。主治医によると原告は二〇二〇年までは生きられないのではないかと述べています。そのため陪審によって判決が急がれたものとみられます。バイエル社は上訴しましたが、ジョンソンさんの弁護団の一人、故ロバート・ケネディ元司法長官の息子にあたるロバート・ケネディ・ジュニアは「この判決をきっかけにさらに新たな訴訟が提起されるだろう」と述べました。実際、その波紋は大変大きく広がりました。

その後、バイエル社の上訴を受けて行なわれた、カリフォルニア州サンフランシスコ上級裁判所の判決では、一〇月二三日、再びバイエル社の責任を認めました。ただし賠償金に関しては、前判決では懲罰的損害賠償金が二億五〇〇〇万ドルでしたが、それを三九〇〇万ドルに引き下げ、賠償額は総額で七八〇〇万ドルとしました。これに対して原告の弁護団は、再びバイエル社の責任を認めたことは評価しながらも、賠償額が減額されたことを批判しました。

この判決の衝撃は、大きなものでした。この間、独バイエル社は米国モンサント社の買収を終えたばかりでした。そのバイエル社の市場価値が大幅に下落したと報じられました。フランクフルト株式市場でバイエル社の株価は、二〇一一年九月以来最大となる一二%の下落幅となりました。そ

グリホサート裁判、第二、第三の判決

カリフォルニア連邦裁判所陪審は、二〇一九年三月一八日、ラウンドアップが癌を引き起こした原因物質であることを全員一致で認定した。被害者であるエドウィン・ハーデマンはカリフォルニア州サンタローザで五六ヘクタールの土地に三〇年間にわたりラウンドアップを散布して非ホジキンリンパ腫になった。三月二七日には、その判決を受けてバイエル社に対して賠償額八〇八〇万ドル（約八九億円）が示された。その内訳は経済的損失二〇万ドル、非経済的損失五六〇〇万ドル、懲罰的損害賠償七五〇〇万ドルである。

カリフォルニア州アラメダ郡裁判所の陪審は、二〇一九年五月一三日、ラウンドアップが癌を引き起こす原因となったとして訴えた被害者の夫婦の勝訴評決を下し、バイエル社に

れにより二〇一八年の株価の下落幅は一九％に達したのです。

追い打ちをかける事態が起こりました。この判決により、それまで五二〇〇件だったラウンドアップ（グリホサート）訴訟が、一万件を超えるまでに増えたのです。バイエル社がさらに恐れているのが、モンサント社時代のもうひとつの除草剤ジカンバをめぐる裁判での敗訴の判決です。この問題でもモンサント社は数多くの裁判を抱えています。二〇一七年、ジカンバ耐性作物に散布した除草剤ジカンバが気化して周囲の農地の作物を枯らし大被害をもたらしました。二〇一七年の三〇〇万エーカー（約一二一万ヘクタール）には及ばないものの、二〇一八年も一〇〇万エーカー以上の大豆が枯れたことが報告されています。この訴訟の中にはジカンバの市場からの追放を求めているのもあります。

さらにはカリフォルニア州での判決を受けて、フロリダ州の女性が、この件で米国の食品メーカーのハーゲンダッツで有名なゼネラル・ミルズ社を訴え、いま集団訴訟へと発展しています。最初に訴えた女性マウリナ・ドスは、同社の商品のチェリオとハチミツ・ナッツ・チェリオの原料のオートムギが、グリホサートによって汚染されており、それが発がん物質だ

対して二〇億五五〇〇万ドル（約二二〇〇億円）の支払いを命じた。内容は、被害者夫妻に対して総計五五〇〇万ドルの損害賠償、さらに一人当たり一〇億ドルの懲罰的損害賠償の支払いを命じたもの。夫のアルバ・ピリオドは二〇一一年に非ホジキンリンパ腫の診断を受け、妻アルバータ・ピリオドは二〇一五年に非ホジキンリンパ腫の診断を受けた。これによりラウンドアップとがんをめぐる裁判は、三回連続被害者勝訴となった。

除草剤ジカンバ（ＭＤＢＡ）
モンサントが開発した除草剤で、植物ホルモンに作用して枯らす。揮発性があり、広範囲に拡散し、さまざまな作物に被害をもたらしている。

と知りながら販売し、その事実を隠そうとした、として訴えたのです。二〇一六年の検査で、両商品からは高い濃度でグリホサートが検出されていました。

この判決を受けて、英国のＤＩＹチェーンのＢ＆Ｑ社が、グリホサートの店舗からの撤去を考えていることを明らかにしました。同チェーン店は全英に六〇〇程度あります。米国でもワシントン州のスーパーのアイランド・ホームセンター＆ランバーとスリフトウェイが、ラウンドアップおよび他のグリホサートを用いた除草剤を店頭から外すことを発表しました。人々の健康や環境を危険にさらすことに反対する市民の働きかけを受けたものです

グリホサートをめぐるバイエル敗訴の判決の影響が、海外にも波及しています。ベトナム政府はバイエル社に対して、枯葉剤の賠償を請求することを決めました。同国外務省のグエン・フォン・トラは、なぜ訴訟を起こすことを決めたかというと、今回の判決で除草剤が無害だというかつてのモンサント社の主張が否定されたからだ、と述べました。米軍は一九六一年から七一年にかけて、ベトナムの大地に一二〇〇万ガロン（四五四二万

枯葉剤

米軍はヴェトナム戦争中などのジャングル戦で、ゲリラ対策として除草剤を大量に散布した結果、多くの被害者をもたらした。とくにヴェトナム戦争では、散布地域に住む人たちの間で流産・死産を多くもたらしただけでなく、ベトちゃん、ドクちゃんに代表される多くの障がい者をもたらした。

リットル）もの枯葉剤を散布し、ベトナム人だけでなく米軍兵士にも多くの被害者をもたらしました。この発言に対してモンサント社は「政府のために生産し、政府が使用したものだ」として自社には責任がないことを主張しています。

スリランカでも、グリホサートにより健康被害を受けたとして、補償を求める訴訟が検討されています。ラジャラタ大学教授のジャヤスマナによると、がんや腎臓障害にかかったり、死亡した患者・家族合わせて四件の訴訟が準備され、各患者・家族に対して一億ルピー（約六八五〇万円）を請求すると述べています。

ヨーロッパでは、フランスやオーストリアなどで、グリホサートの公園や校庭など一般での使用を禁止する国が増えています。グリホサート裁判の波紋はまだまだ広がることが予想されています。

Q43 殺虫（Bt）毒素はどのように危険なのですか？

殺虫毒素を摂取すると、どう見ても悪影響が起きそうです。食べ続けていて影響があるとすると、体のどの部分にどのような影響が起きるのでしょうか？

殺虫性作物の中でできる殺虫毒素は、とくに胃や腸の細胞に影響します。とくに細胞間に隙間（すきま）を作ることが示されています。そのことは以前から指摘されていたのですが、いくつかの動物実験で、そのことが示されました。オーストラリアの研究者が、遺伝子組み換え作物で複数の遺伝子を導入した品種「スタック品種」を用いた実験で、ラットの胃に穴があき、遺漏度（いろうど）が強まるという異常が起きていたことを明らかにしたのです。

この動物実験に用いられた遺伝子組み換え作物は除草剤耐性と殺虫性で三種類の遺伝子を導入したトウモロコシです（MON FS3、MON八一〇、NK六〇三）。実験を行なったのはアデレード大学のイリーナ・M・ヅジアスキらで、投与群と対照群それぞれに雄のラット一〇匹ずつを用いました。

実験の結果、投与群では胃の細胞間に多数の隙間が生じ、遺漏度が増していました。胃の細胞は通常、互いにしっかりとつながったタイトジャンクションを形成しており、対照群ではしっかりつながっていました。しかし、スタック品種を与えた投与群では、そのつながりが弱く隙間が生じていたのです。遺漏度が強まることでアレルギーや感染症への懸念が強まると研究者は述べています（『食と栄養科学』二〇一八年九六〇五八号）。

またBt毒素は免疫システムに悪影響をもたらし、アレルギーを引き起こすことも明らかになっています。イタリア食品研究所のE・メンゲリらが行なったBtトウモロコシ（MON八一〇）を用いた実験は、マウスに三〇日間と九〇日間与え、腸、上皮、脾臓、リンパ球を調べています。その結果、三〇日間、九〇日間いずれも、対照群（非遺伝子組み換え飼料）に比べて、生後二一日の幼いマウス、一八～一九月齢の年取ったマウスいずれも、免疫細胞に異常が起きていました。この論文は二〇〇八年に発表されています。この実験ではまた、遺伝子組み換え飼料を与えたマウスの腸に損傷が起きていました。そこには腫瘍性の細胞が増加し腸の免疫システムが崩壊していることも明らかになりました。

タイトジャンクション
細胞の間をさまざまな物質が通り抜けないように、上皮の細胞の間を接着する構造のこと。

メキシコの国立オートノーマ大学のカリア・I・サントス - ビギルらの研究チームがマウスを用いて行なった実験で、Bt菌が持つ殺虫毒素よりも、そのBt菌が持つ遺伝子を取り出し遺伝子組み換え作物内に作らせる殺虫毒素の方がより危険であることが明らかになりました。実験に用いたのは遺伝子組み換え作物につくらせたBt毒素遺伝子組み換え「Cry1Ac」で、それを投与したマウスで、アレルギーあるいはアナフィラキシーが誘発されたことが示されました。マウスが示した症状は、口、鼻、耳のまわりに軽いアレルギー症状をもたらしただけでなく、ぜいぜいとあえぐような声を出したり、毛を逆立てたり、下痢をもたらしました。それだけでなく腸のリンパ球の過形成、リンパ節での細胞数の異常な増大をもたらしていました。これらの現象は、食物アレルギーや炎症性腸疾患、結腸がんと関連して起きる症状です。このことからBt菌がもともと持つ毒素よりも、遺伝子組み換えでのBt毒素の方が、免疫系に影響し、アレルギーを起こしやすいことを示している、と研究者は指摘しています（『国際免疫薬理学』二〇一八年八月六一号）。

アナフィラキシー
アレルギーの中でも特に症状の激しいもの。時には命にかかわる反応を起こす。

Q44 遺伝子組み換え技術自体も食品に危険性をもたらすのでしょうか？

除草剤や殺虫毒素だけでなく、遺伝子組み換え技術での改造自体もとても安全とは思えません。遺伝子組み換え自体の影響には、どんなことが考えられますか？

除草剤や殺虫毒素の影響だけでなく、遺伝子組み換え食品そのものがとても安全とは言えません。そのことを、改めて示したのが、すでにご紹介した米国環境医学会（AAEM）の声明です。二〇〇九年五月一九日に同学会は「ポジション・ペーパー（意見書）」という形で声明を発表し、遺伝子組み換え食品の即時のモラトリアムを求めました。

そのメッセージは次のようなものでした。「いくつかの動物実験が示しているものは〝遺伝子組み換え食品と健康被害との間に、偶然を超えた関連性を示しており、遺伝子組み換え食品は、毒性学的、アレルギーや免疫機能、妊娠や出産に関する健康、代謝、生理学的、そして遺伝学的な健康分野で、深刻な健康への脅威の原因となる〟と結論づけることができる。

その上で、ＡＡＥＭは次のことを求める。

遺伝子組み換え食品のモラトリアムと即時の長期安全試験の実施、遺伝子組み換え食品の全面表示の実行。云々」

同学会は、一九六五年に設立された、環境問題と臨床医学を結んだ領域に取り組んでいる学会で、大気・食品・水などの汚染や生物化学兵器などが絡んだ病気を研究し、情報を提供してきました。この報告では、多数の動物実験の結果が引用されていますが、それを大別すると三つのパターンに集約できます。いずれも複数の動物実験結果を受けたものです。

一、免疫機能への悪影響。

二、子孫が減少したり、ひ弱になる影響。

三、肝臓や腎臓など、解毒器官の損傷。

免疫機能が脅かされると、病気やアレルギーになりやすくなります。子や孫、曾孫の代で、数の減少が起き、ひ弱になるという実験結果が多く報告されています。肝臓や腎臓を傷害するケースも頻発（ひんぱつ）しています。

では、その多数の動物実験とはどんなものなのでしょうか。引用された文献は七種類で、単行本一冊に論文六つです。単行本はジェフリー・スミスの『ジェネティック・ルーレット』で、論文はイタリア食品研究所やウィーン大学などの報告です。ジェフリー・スミスの本では、多数の動物実験例や実例が紹介されています。そのごく一部を紹介しましょう。

一九九八年にロシア医科学アカデミー栄養学研究所が行なった、遺伝子組み換えジャガイモを用いた実験で、ラットに異常が起きていたことが判明しました。実験に用いられたジャガイモは、モンサント社の殺虫性（Bt）ジャガイモ「ニューリーフ」で、そのジャガイモを与えたラットの臓器や組織に損傷が生じていることが分かりました。この実験結果は、八年間隠されてきましたが、ロシアのグリーンピースと消費者団体による長い法廷闘争によって、二〇〇七年にようやく公開されたのです。

二〇〇三年、カナダ・オンタリオ州のゲルフ大学の研究者が実施した動物実験で、遺伝子組み換えトウモロコシを摂取した鶏が四二日間の飼育で死亡率が二倍になり、成長もバラバラになるという結果が出ました。用いたトウモロコシはバイエル・クロップサイエンス社の「T二五」（除草剤耐性）です。

モンサント社が開発したBtトウモロコシ「MON八六三」について、ド

米国環境医学会の引用文献

1	ジェフリー・スミス「GENETIC ROULETTE」YES BOOKS、2007年
2	E・メンゲリ（イタリア食品研究所）らのGMトウモロコシ（MON810）を用いた実験の論文、AGRICULTURAL AND FOOD CHEMISTRY、2008年
3	M・マラテスタらのGM大豆を用いた実験の論文、HISTOCHEMISTRY AND CELL BIOLOGY、2008年
4	J・ツェンテック（ウイーン大学）らのGMトウモロコシ（NK603×MON810）を用いた実験の論文、FAMILY AND YOUTH、2008年
5	A・プシュタイ（ロウェット研究所）らのGMジャガイモを用いた実験の論文、LANCET、354
6	A・キリックらのBTコーンを3世代にわたりラットに投与した実験の論文、FOOD CHEMISTRY AND TOXICOLOGY、2008年
7	S・クロスボらのGM米を用いた実験の論文、TOXICOLOGY、2008年

イツの裁判所が情報公開を命じたことから、同社が行なったラットによる動物実験の詳細が明るみに出ました。それをフランスの統計専門家が再評価したところ、モンサント社は問題ないとしていたのですが、体重では雄が低下、雌が増加していました。また肝臓と腎臓、骨髄細胞にも悪影響が見られました。

その他にも数多くの実例が報告されています。ニュージーランドの市民団体がまとめた報告書で、Bt綿を運ぶ労働者の皮膚が黒く変色したり、吹き出物や水膨れが生じる例が示されました。インドでは、Bt綿を収穫した後の畑を利用した牧草地で、草や葉を食べた羊や山羊が死亡するケースが相次いだのです。ドイツでもBtトウモロコシを飼料とした一二頭の牛が死亡しています。

米国では、Btトウモロコシを餌に用いた豚の繁殖率が激減することが報告されています。ある農家の豚の場合、約八〇%が妊娠しないし、この傾向は他の農家でも現れているといいます。Btトウモロコシを与えると偽装妊娠が起き、やめると偽装妊娠もなくなるというのです。

二〇〇四年、フィリピン・ミンダナオ島で、Btトウモロコシを栽培している農場の近くに住む農家の間で発熱や、呼吸器疾患、皮膚障害などが広がっていることが分かり検査したところ、三種類の抗体で異常増殖が見られ、反応が花粉の飛散時期と重なり、抗体がいずれもBtトウモロコシにかかわることが分かりました。

以上の事例は、この本で紹介されているもののごく一部です。米国環境医学会は、このジェフリー・スミスの本以外に六つの論文を紹介しています。それらについて紹介しましょう。

同学会は、これらの六つの動物実験で遺伝子組み換え食品と健康への悪い影響の間には、関連性が確認できる、としています。またいくつかの動物実験では、特定の病気との関連性が確認できるとしています（論文二～七）。その特定の病気との関連の一例ですが、喘息、アレルギー、炎症など免疫上重大な変調をもたらすことを示しているとしています（論文二、七）。また、いくつかの動物実験では、肝臓の構造や機能の変化を示していると指摘しています。そこには脂質や炭水化物の代謝の変化とともに細胞質の変化も含まれており、それは老化を早め、活性酸素の増加を導くと思われます（論文三、四、六）。腎臓、膵臓、脾臓の変化も記録されています（文献二、四、六）。このように複数の実験で同様の結果が生じているのです。

さらに二〇〇八年に発表されたウィーン大学によるBtトウモロコシと不妊に関する研究では、マウスで有意な子孫の減少と体重の減少を示しました。この研究はまた、遺伝子組み換えトウモロコシを与えたマウスで四〇〇を超える遺伝子に顕著な変化が起きていたのです（論文四）。S・クロスボらが行なった実験では、Bt米を食べたラットでBt毒素がアレルギーを引き起こす可能性があることを示しています（論文七）。

免疫への影響では、イタリア食品研究所のエレーナ・メンゲリらが行なった研究が引用されていますが、これについてはすでに述べました（論文二）。また、デンマーク国立食品研究所のS・クロスボら、英国、スコットランド、中国の研究者は共同で発表し、Bt毒素の一つ「Ｃｒｙ１Ａｂ」を作る遺伝子を導入した遺伝子組み換え米をラットに投与した実験では、Bt毒素が免疫に異常をもたらしていた（論文七）と述べています。

肝臓への影響では、イタリア・ベローナ大学のＭ・マラテスタら、いくつかのイタリアの大学の研究者が共同で行なった、年老いた雌のマウスに遺伝子組み換え大豆を投与した実験があります。結果は、乳離れ以来二四月齢まで遺伝子組み換え大豆を与えた集団は、対照群（非遺伝子組み換え大豆）に比べて、肝細胞の代謝が衰えるなどの異常が起きていました（論文三）。

また、不妊や子孫への影響では、オーストリア政府が支援しウィーン大学獣医学教授ユルゲン・ツェンテクらが行なった実験が、引用されています。この実験で用いた遺伝子組み換えトウモロコシはモンサント社の「NK六〇三（除草剤耐性）とMON八一〇（殺虫性）」を掛け合わせたものです。実験は長期摂取による影響を調べたもので、二種類行なわれました。一つ目は、四世代にわたる観察試験で、外見の変化に加えて、さまざまな生物学的分析も行なわれました。ここでは対照群（非遺伝子組み換えではないトウモロコシを投与）に比べて有意差は出なかったのです。二つ目は、世代を受け継いだ繁殖試験（二〇週で四回出産）で、ここでは有意の差が出ました。遺伝子組み換えトウモロコシを三三％含んだ飼料を与えたマウスが、対照群（非遺伝子組み換え飼料）に比べて、三、四世代目で子孫の減少と体重の減少があったのです（論文四）。

これらの実験で用いられた遺伝子組み換え作物は、そのほとんどが日本では食品として承認されています。環境医学会が指摘するように、遺伝子組み換え食品の即時流通停止を行ない、安全性を全面的に見直す時期に来ているように思います。また消費者が選べるように、食品表示の抜本的な改正も必要です。

この米国環境医学会が報告を発表して以降も、さまざまな動物実験が遺伝子組み換え食品の危険性を明らかにしています。その一つが、フランスのカーン大学とルーアン大学の研究チームが行なった動物実験で、遺伝子組み換えトウモロコシがラットに異常を起こしていることがわかりました。用いた遺伝子組み換えトウモロコシは、いずれもモンサント社の殺虫性トウモロコシのMON八一〇、MON八六三、除草剤耐性トウモロコシのNK六〇三です。それらを九〇日間ラットに与え、その結果、腎臓と肝臓といった食物解毒臓器に悪影響がみられました。さらには心臓、副腎、脾臓、造血器官に損傷が見られたというものです。実験結果は、『国際生物科学ジャーナル』(Int J Biol Sci 二〇〇九年五月、七〇六~七二六)誌に発表されました。論文では、さらに長期にわたる影響を研究する必要があると述べ、実際に行なったのが、別途報告したカーン大学の動物実験例（Q45）です。

さらにはロシアの研究グループが、遺伝子組み換え大豆をハムスターに与えると生殖機能に影響がでる、という研究結果を二〇一〇年に発表しました。実験は、二年間、三世代にわたりハムスターに遺伝子組み換え大豆を食べさせたものです。雄雌のペア五組ずつ、四グループのハムスターに、普通の餌とともに、大豆なし、非遺伝子組み換え大豆、遺伝子組み換え大豆、高濃度の遺伝子組み換え大豆を混ぜて与え、行ないました。それぞれのペアが七～八匹の仔を産み（第二世代）、その仔同士のペアがさらに仔を産みました（第三世代）。

その結果、大豆なしでは五二匹、非遺伝子組み換え大豆グループでは七八匹の仔が生まれましたが、遺伝子組み換え大豆グループでは四〇匹しか生まれず、そのうち二五％が死んでしまいました（大豆なしの死亡率（五％）に比べると五倍）。さらに、高濃度の遺伝子組み換え大豆グループでは、たった一匹の雌しか仔を産まず、生まれた一六匹のうち二〇％が死にました。成長・成熟も遺伝子組み換え大豆を与えたグループの方が遅く、第三世代では口腔内に毛が生える個体も確認されたといいます。

Q45 映画にもなったカーン大学の動物実験って、どんなものですか？

フランスで情報を公開しながら行なった大規模な動物実験があるそうですが、どんな実験ですか？　そこでどんなことがわかったのでしょうか？

フランス・カーン大学の分子生物学で内分泌学者のジレ・エリック・セラリーニなどの研究チームが、ラットを用いて行なった動物実験で遺伝子組み換え食品の危険性が改めて示されました。この実験の特徴は、最初から結果が出るまで、映画でその過程を公開している点にあります。このようなケースは初めてです。また客観的評価に耐えうるように、開発メーカーなどがかかわらない、独立した資金で行なわれた点も画期的です。

論文は審査を経て、『食品と化学毒物学』（二〇一二年九月）に掲載されました。動物実験は、モンサント社の除草剤耐性トウモロコシ「NK六〇三」と、除草剤ラウンドアップを用いて行なわれました。ラットは一〇の集団に分けられ、二〇〇匹（雄・雌一〇〇匹ずつ）が用いられました。通常

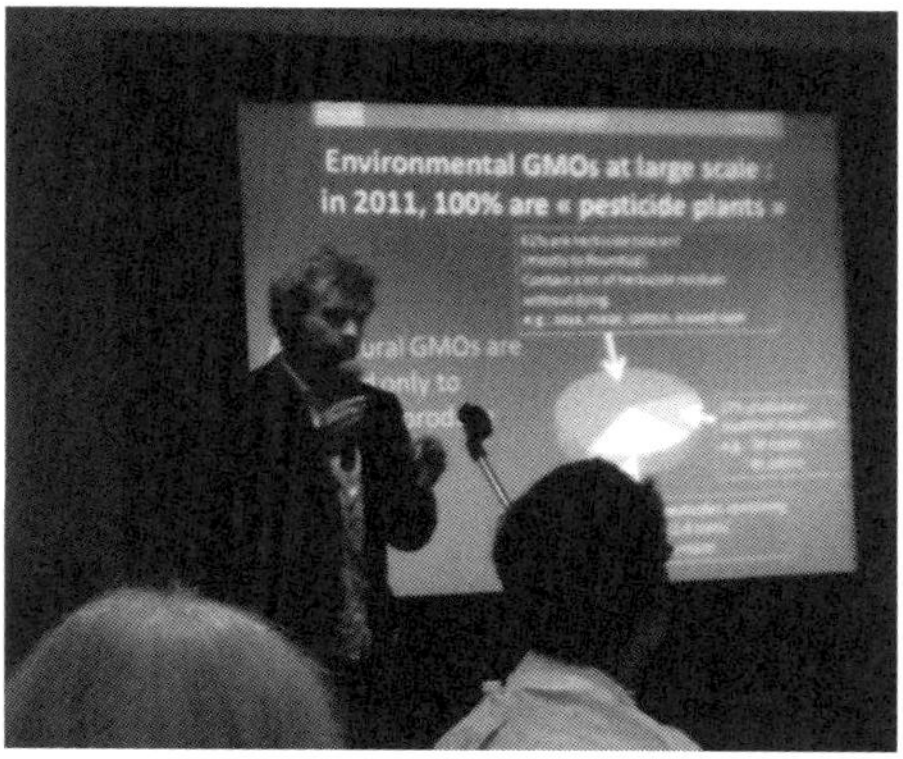
Environmental GMOs at large scale :
in 2011, 100% are « pesticide plants »

仏カーン大学の研究者による実験内容の発表（二〇一二年十月インドにて）

は一〇匹以上、三つの集団程度であるのに比較して、大規模に行なわれました。しかも通常の実験が九〇日であるのに対して、二年間という長期にわたる実験が行なわれました。また、通常よりもこまめに観察が行なわれ、検査項目も多いところに特徴があります。また、予備実験も行なわれており、その際と生化学的なデータは同様でした。

一〇の集団は、次のように分けられました。

(1) 遺伝子組み換えトウモロコシを含んだ飼料を与えた集団。遺伝子組み換えトウモロコシをそれぞれ三三%、二二%、一一%含んだ飼料を与えた集団に分け、それぞれ雄・雌一〇匹ずつが用いられました。この場合、トウモロコシにラウンドアップはかけられていません。

(2) ラウンドアップをかけた遺伝子組み換えトウモロコシを含んだ飼料を与えた集団。ラウンドアップは、一リットル当たり五四〇グラムのグリホサートを含んだものを一ヘクタール当たり三リットル使用しました。この遺伝子組み換えトウモロコシ三三%、二二%、一一%を組み合わせた飼料を与えた集団に分け、それぞれ雄・雌一〇匹ずつが用いられました。

(3)　ラウンドアップを含んだ水を与えた集団。高濃度、中濃度、低濃度の三つの集団に分け、それぞれ雄・雌一〇匹ずつが用いられました。この場合、低濃度は〇・一ppbで水道水の残留基準以下、中濃度は〇・〇九％で飼料中に存在する程度、高濃度は〇・五％で農業労働の際に希釈される半分程度になっています。遺伝子組み換えトウモロコシは用いられていません。

(4)　ラウンドアップもNK603も含まない飼料で、非遺伝子組み換えトウモロコシを三三％含んだ飼料を与えた集団。雄・雌一〇匹ずつが用いられました。

以上のように、ラットは細かく分けられ、それぞれ雄・雌一〇匹ずつが用いられました。この実験の結果を簡略に述べると、(1)～(3)の投与群は、(4)の対照群に比べて、それぞれ少しずつ違いはあるものの、低い暴露でも影響があることが分かりました。量依存による変化は見られませんでしたが、対照群との間には違いがありました。このような低い暴露でも起きる影響を、「スレショ

仏カーン大学の実験では雌での乳がんの肥大化が目立つ結果となった

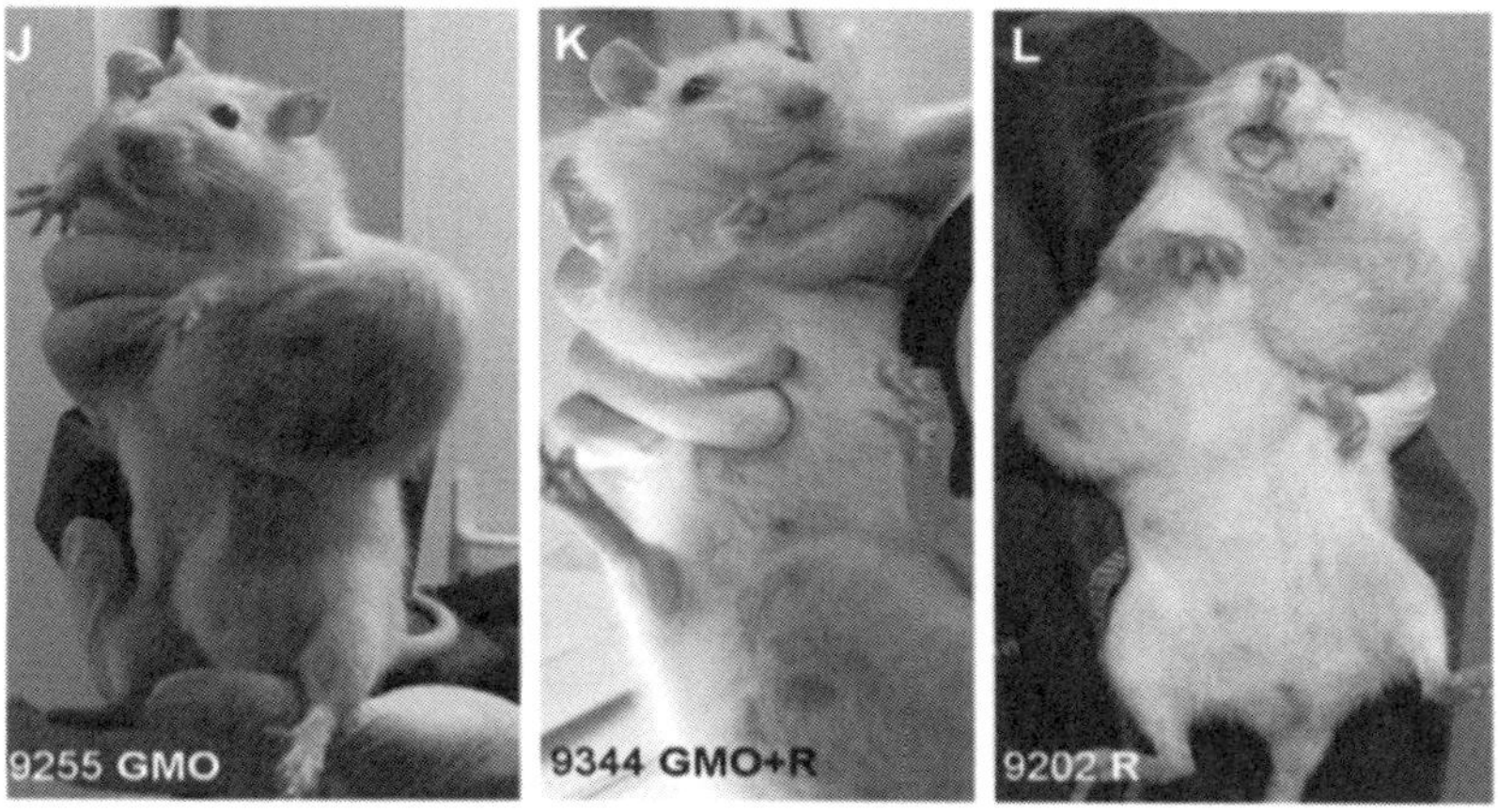

ルド効果」というそうです。

また雌と雄では寿命でも、腫瘍などでも健康被害の出方が異なっている点で特徴がありました。早期死亡率では、雄はほとんど影響がなかったのに対して、雌は投与群の早期死亡率がきわめて高かったのです。しかし雄でも、自然死は少なくがんによる死亡が多かったのです。雌では、大きな腫瘍の発生率が高く、その大半が乳がんでした。雌では乳がん以外には、脳下垂体の異常が多かったのです。雄では肝機能障害と腎臓の肥大、皮膚がん、消化器系への影響がみられました。生化学的データでも、腎臓の異常を示す物質の増加がみられました。

雌に乳がんを引き起こしているケースが顕著ですが、とくにラウンドアップ投与群に顕著であり、それはラウンドアップがホルモンをかく乱する物質（環境ホルモン）であることが主な原因ではないかと考えられる、と研究者は指摘しています。

しかし、ラウンドアップを散布していないトウモロコシにおいても死亡率の増加や腫瘍の増加がみられました。それは、除草剤耐性トウモロコシに特異的に起きる生成物が、影響している可能性が大きいと見られます。

スレショルド効果
環境ホルモンのように閾値が低く、きわめて低い濃度で影響が出てしまうことをいう。そのため濃度や量に応じての変化が見られなかったり、少なかったりする。

アグロバクテリウム
土壌にいる小さな短い細菌。植物に侵入して病瘤をつくる。

EPSPS
3-ホスホシキミ酸-1-カルボキシビニルトランスフェラーゼのこと。シキミ酸経路に属する酵素で、ラウンドアップは、このEPSPSを阻害することで、ほとんどすべての植物を枯らす。

というのは、除草剤耐性作物は、除草剤ラウンドアップに耐性を持たせるためにアグロバクテリウムが持つ変異ＥＰＳＰＳを大量に発現させています。この酵素は、シキミ酸経路に関与した酵素であり、フェノール酸の中のフェルラ酸とカフェ酸を大幅に低下させていることが判明しました。このフェルラ酸とカフェ酸の低下が発がんに対する抵抗力を引き下げたり、腎臓や肝臓に悪影響をもたらしたと思われる、と研究者は指摘しています。

このセラリーニなどが行なった動物実験を掲載した論文は、最初、『食品と化学毒物学』に掲載されましたが、同誌がその掲載を取り消しました。この論文掲載取り消しに直接つながると思われるのが、二〇一三年初めに同誌の編集スタッフに元モンサント社にいた科学者でバイオテクノロジー業界と強いつながりのあるリチャード・Ｅ・グッドマンが入ったことです。加えて、論文掲載後に起きた、遺伝子組み換え食品推進派による徹底的な同誌攻撃が原因と考えられます。このことはフランスの『ル・モンド』紙が明らかにしました。論文掲載が取り消されたことから、論文そのものを見ることができなくなったため、『環境科学・欧州』誌がこの論文を再掲載しました。

シキミ酸経路
芳香族アミノ酸（チロシン、フェニルアラニン、トリプトファン）の生合成反応経路。

フェルラ酸
アントシアニンの中に存在する酸のひとつ。

カフェ酸
コーヒー酸、カフェイン酸とも呼ばれる芳香族カルボン酸で、リグニン生合成の重要な中間体であるため、すべての植物に含まれる。

プロブレムQ&A

VI

遺伝子組み換え・ゲノム操作食品の規制

Q46 日本では食の安全に関して、どのように規制が行なわれているのですか？

遺伝子組み換え食品の安全性を確保するために、政府はどのような政策をとっているのでしょうか？　それで私たちの食卓の安全は守られるのでしょうか？

遺伝子組み換え生物やゲノム編集生物など遺伝子を操作する生物がもたらす影響は大きなものがあります。そのためその影響を評価して環境や食の安全を守る規制が必要です。しかし、現在日本政府が行なっている規制は、とても緩（ゆる）やかなもので、実効性に乏しいといわざるを得ません。

これまでの遺伝子組み換え生物についてですが、環境への影響に関しては、生物多様性に悪い影響がでないことが条件になっています。この件に関する法律には、国連の生物多様性条約のもとにあるカルタヘナ議定書に基づいて作られた「カルタヘナ国内法」があり、それに基づいて規制されています。これについては次の質問で回答します。

食の安全に関してはどうでしょうか。遺伝子組み換え食品や食品添加物、

生物多様性条約

熱帯雨林保護など、自然環境を守るために、一九九二年にブラジルで開催された「地球サミット」で成立した国際条約。同条約には、遺伝子組み換え生物の規制を求めた「カルタヘナ議定書」と、自然から得られた経済的利益の衡平な分配を求めた「名古屋議定書」がある。

ゲノム編集食品の安全性に関しては、法律としては「食品衛生法」と「食品安全基本法」によって規制されています。担当は、厚労省で、安全性評価は食品安全委員会に諮問（しもん）されます。食品安全委員会で安全と評価されたものだけを、厚労省が認可する仕組みになっています。

　飼料についての担当は農水省で、法律としては「飼料安全法」と「食品安全基本法」で規制されています。飼料そのものの安全性に関しては、農業資材審議会が家畜に対する安全性評価を行ないます。同時に、作物を飼料として食べた家畜の肉や牛乳、乳製品、卵などの人間への安全性について、食品安全委員会に諮問し、同委員会が安全と評価されたものだけを、農水省が認可する仕組みになっています。

　この遺伝子組み換え食品の安全性評価は大変に問題で、とても安全を確認できるものではありません。食品としての安全性評価には、次の問題点があります。まず「実質的同等性」の考え方に基づいている点があげられます。実質的同等性とは、トマトを例に挙げると、通常のトマトも遺伝子組み換えトマトも「同じトマトである」というところから始まります。その上で、違いの部分だけを評価します。どの点が違うかというと、導入し

安全性評価

　食の安全を守るために、遺伝子組み換え食品、食品添加物、残留農薬などで安全性評価が義務付けられている。通常評価は、開発企業が行ない、食品安全委員会の専門調査会がチェックし、食品安全委員会の本委員会、厚労省が認可して、流通・販売が認められる。

実質的同等性

　トマトも遺伝子組み換えトマトも、同じトマトであり、実質的に同じであるという考え方。遺伝子組み換え食品を新しい食品とは考えない。この考え方に基づいて、安全性評価がほとんどなされないまま、遺伝子組み換え食品が世界的に流通を開始した。

た遺伝子が違います。さらにはその遺伝子がもたらすアミノ酸の配列や、作られる蛋白質が違います。

まず、その遺伝子や、その遺伝子が作り出すアミノ酸の配列や蛋白質を評価します。例えば遺伝子の塩基配列や、アミノ酸の配列を見て、それらが過去に起こした、毒性やアレルギー誘発性などを評価します。その上で、作られた除草剤に強い性質や虫を殺す性質などをもたらす蛋白質が、胃や腸で分解しやすいか、し難いかを評価します。これには人工胃液・腸液での分解スピードを見て評価します。

遺伝子組み換え技術の問題点として、導入した遺伝子が導入された生物の遺伝子を止めたり、あるいは変更を加えるなどの影響が懸念されています。またカーン大学の実験などでも指摘されていますが、導入した遺伝子が作り出す蛋白質が、導入された生物の代謝に影響を与え、大事な物質を減少させたり、問題のある物質を増やしたりする恐れがあります。このような予期できない影響が、初めから指摘されており、この問題点については「実質的同等性」の考え方では対応できません。

しかも動物実験が免除されるなど、とても評価といえない内容です。ま

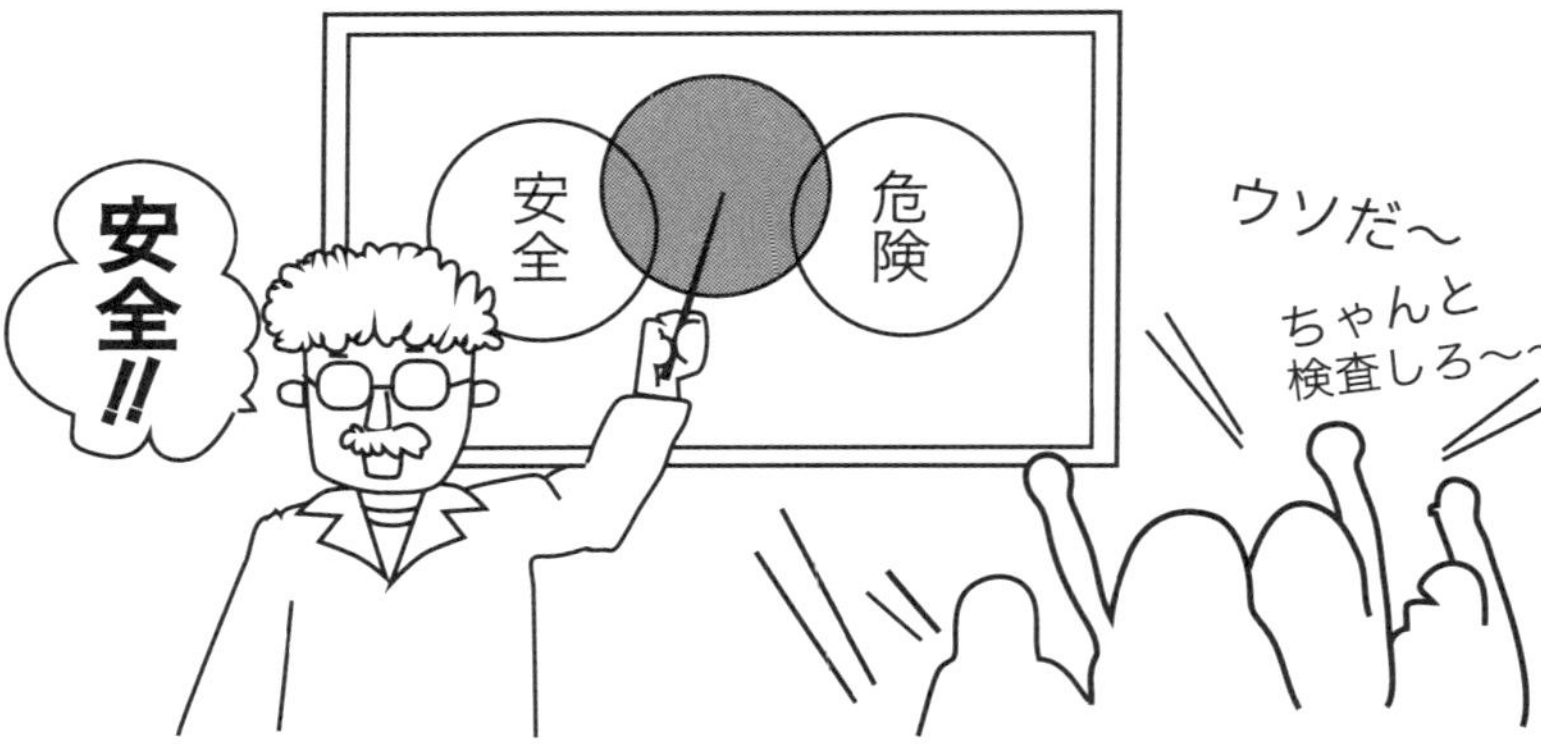

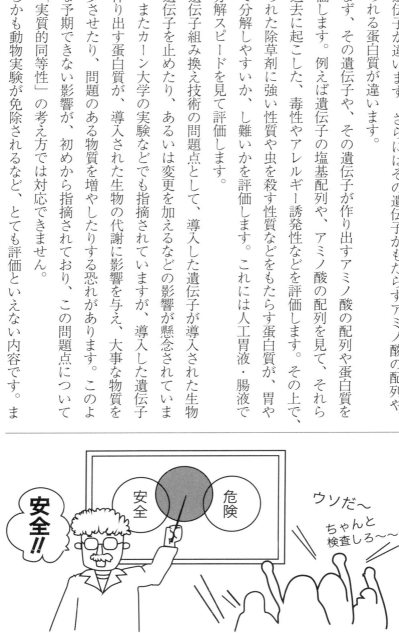

た開発企業が評価するのです。第三者機関が行なうのではありません。

新しく登場したゲノム編集で改造した生物への規制ですが、遺伝子組み換え技術で改造した生物と同様の規制を行なうか否かが問題になってきました。ゲノム編集は、組み換え同様に遺伝子操作であり、本来同じ規制を行ない安全性を評価すべきです。またオフターゲットやモザイクなど新たな問題も起きます。しかし厚労省は、同じ遺伝子操作であるにもかかわらず、ゲノム編集を三つに分類して、ほとんどのケースで安全性評価を不要にしたのです。

どのような分類かというと、次の三種類です。①ＤＮＡを切断して遺伝子を壊すだけのもの、②ＤＮＡを切断した際に遺伝子の役割を果たさない少ない塩基を挿入して遺伝子を確実に壊したり、思いがけない突然変異を誘発するもの、③遺伝子の役割を果たす長いＤＮＡを挿入するものです。

厚労省は、この分類の中の、①の「ＤＮＡを切断して遺伝子を壊すだけの改造」に関しては、「遺伝子組み換えではない」として、遺伝子組み換え生物同様の規制を行なわないことにしました。それだけではありません、明らかに組み換えＤＮＡに当たる②に関しても規制の対象外にしたの

人工胃液・腸液
人工的に作られた、胃液・腸液を模したもの。それぞれの成分を配合して作られる。

です。さらには③に関しても、組み換えＤＮＡが除去されれば規制の対象外としたのです。規制の対象となったのは、③の長いＤＮＡを挿入し、しかも組み換えた遺伝子が残っているものだけということになります。このようにほとんど規制しないことにしたのです。この規制は飼料にも及びますし、さらには食品表示にも及びます。すなわちゲノム編集飼料に関しても、ほとんど評価が必要なくなりました。

Q47 日本では環境への影響を食い止めるために、どのように規制していますか？

遺伝子組み換え生物が環境中に出た際に環境を守る仕組みはあるのでしょうか？もしあったとして、その仕組みで守ることはできるのでしょうか？

環境への影響に関しては、生物多様性条約のカルタヘナ議定書に基づいて「カルタヘナ国内法」（二〇〇四年二月一九日施行）が作られました。この国内法は、遺伝子組み換え生物の扱いを第一種使用（野外での開放系使用）と第二種使用（施設内の使用）に分け、第一種使用では生物多様性評価を行ない、承認を得ることを求めています。第二種使用では環境への拡散防止措置を取ることを求めています。さらには遺伝子組み換え作物などの輸出者は相手国に通告、内容等を表示したもの以外は輸出できないことになっています。

遺伝子組み換え作物の栽培は、第一種使用になります。そのため栽培を行なう際には、この法律に基づいて、あらかじめ「生物多様性に影響なし」と評価し、承認を得なければいけません。担当は、農水省と環境省です。この生物多様性影響評価は、二段階に分かれています。まず隔離圃場での栽培承認を得なければなりません。その隔離圃場で生物多様性影響評価を行ない、次に一般圃場での栽培承認を得て、はじめて遺伝子組み換え作物を野外で栽培することができます。

しかし、この国内法は生物多様性を守るには、あまりにも問題点が多いのです。遺伝子組み換え作物を例にどんな問題点があるのか見てみましょう。

(1) 疑わしい段階で規制する「予防原則」を、輸入規制に用いる可能性ありとして制限しました。

(2) 「人の健康」への影響については、考慮という言葉は用いていますが、結局はずしてしまいました。

(3) 「食品の安全性」は対象外にしました。

(4) 生物多様性評価の対象から農作物を排除しました。

(5) 昆虫や鳥といった動物の評価を限定、事実上排除しました。そのため、雑草を守るための法律と揶揄（やゆ）されました。

隔離圃場

遺伝子組み換え作物の栽培試験を行う際に、温室、網室、隔離圃場、一般圃場という順番で、徐々に環境への影響を評価しながら、実験を行なう。隔離圃場といっても、人間の出入りは制約されるものの、昆虫や鳥の出入りはでき、花粉も周囲に飛散できるようになっている。

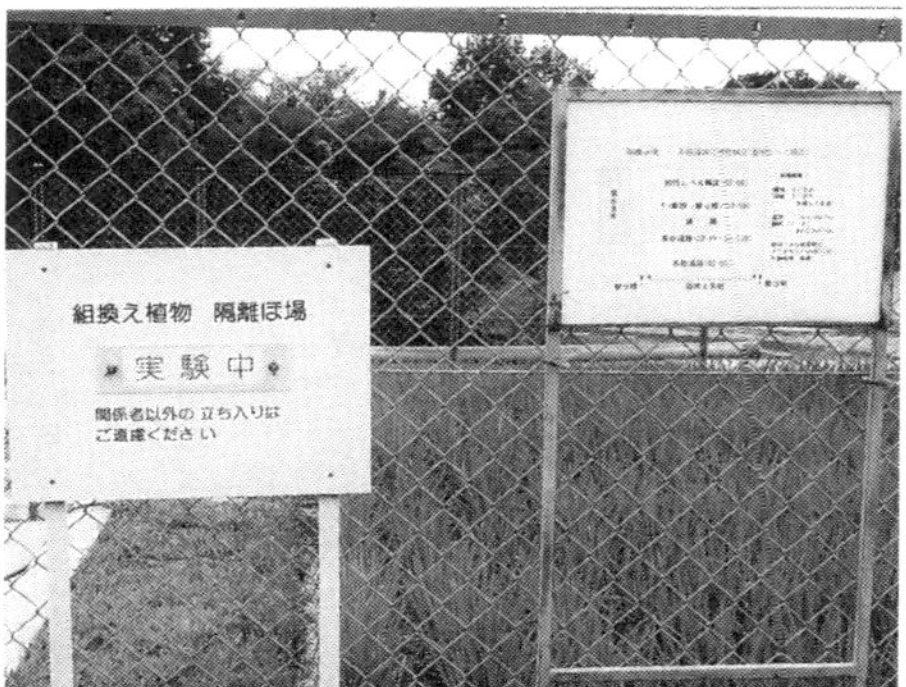
組換え植物　隔離ほ場
実験中
関係者以外の立ち入りは
ご遠慮ください

生物多様性条約で規定されている「生物」とはあらゆる生物のことです。人間も含めたあらゆる生物への影響評価が大切です。農作物や動物などへの影響については評価の対象外とされたのです。もし本気で評価するのであれば、①遺伝子組み換え作物の自生などによる遺伝子汚染による影響、②除草剤耐性作物などの登場による農法の変更による影響、③使用する農薬・肥料等の変化による影響、④モノカルチャー化による影響などの評価も行なわなければいけないはずです。

この国内法があまりにもお粗末であることから、先にかけられた参議院で付帯決議が付けられました。①予防原則に立つこと、②環境省がリーダーシップをとること、③情報公開と国民とのコミュニケーションをとること、④国民の意見を聞くこと、⑤食品の表示を再検討すること、⑥生物多様性条約やカルタヘナ議定書に加盟していない米国に条約や議定書加盟を促すこと、などが求められました。しかし、これらは守られていません。

また、この国内法施行に合わせて、農水省は「第一種使用に関する農水省の指針」を作成しました。しかし、この指針がとても規制にはならない問題のあるものでした。この遺伝子組み換え指針が示した作物栽培時の

モノカルチャー化
単一栽培化。同じ作物を広い面積に栽培すると、生産効率は高くなるが、地下水などの水収奪型で、農地の荒廃が進み、生物多様性が失われ、結果的に生産力が弱まっていく傾向にある。

隔離距離を、北海道の独自の指針と比較して見ます。北海道は、農水省の指針では花粉の飛散による交雑を防ぐことができないとして、独自の隔離距離を決め、同時に、交雑実験を行なっています。

それによると稲では、六〇〇メートル離れたところでも交雑が起きています。花粉飛散防止ネットも役に立たないことが示されました。

しかし農水省の指針では、わずか三〇メートルの隔離しか求めていません。そのため北海道は一〇倍の距離を設定しましたが、それでも交雑が起きることが示されました。なお元筑波大学教授の生井兵治によれば、稲の場合、交雑可能な距離は一・五km（風速五m／秒）に達します。三〇mという距離がいかに現実離れしているか、お分かりいただけると思います。

ではゲノム編集生物はどうでしょうか。環境省は、厚労省に先行してゲノム編集生物がカルタヘナ法の規制に

北海道の条例と農水省の指針が求めている隔離距離

隔離距離		
	北海道の条例	農水省の指針
イネ	300m以上	30m以上
大豆	20	10
トウモロコシ	1200	600
ナタネ	1200	600
テンサイ	2000	－
（いずれも試験栽培のためのもの、一般栽培はこれに準じる）		
交雑の可能性（風速×花粉の寿命）		
	花粉の寿命	風速5m
イネ	5～6分	1.5km
ソルガム・ゴボウ	3～4時間	54.0km
メロン・スイカ	1～2日	432.0km
トウモロコシ・エンドウ	2～3日	864.0km
トマト・タマネギ	3～4日	1296.0km
小麦・キャベツ	5～6日	2160.0km
ビワ・シクラメン	2～3月	25920.0km

寿命の下限と風速を掛け合わせて単純に産出した数値
1カ月は30日で計算　（生井兵治・元筑波大学教授）

なるかどうかについて検討を加えました。同省での検討も、厚労省同様にゲノム編集技術を次の三つに分類しました。①DNAを切断して遺伝子を壊すだけのもの、②DNAを切断した際に遺伝子の役割を果たさない少ない塩基を挿入して遺伝子を確実に壊したり、意図しない突然変異を誘発するもの、③遺伝子の役割を果たす長いDNAを挿入するものです。

環境省は、この分類の中の、①の「DNAを切断して遺伝子を壊すだけの改造」に関しては、規制の対象外にしました。しかし、②と③に関しては、規制の対象にし、環境影響評価を義務付けました。厚労省よりはましですが、遺伝子組み換え技術より規制を緩和したのです。

北海道が行った交雑実験

	2007年の試験		2006年の試験	
	隔離距離	交雑率（%）	隔離距離	交雑率（%）
イネ	−	−	2 m	1.136
	−	−	26 m	0.529
	150 m	0.076	150 m	0.068
	300 m	0.023	300 m	0.024
	450 m	0.006	−	−
	600 m	0.028	−	−
大豆	10 m	0.003	10 m	0.029
	20 m	0.003	20 m	0.019
	45 m〜	確認されず	−	
トウモロコシ	250 m	0.0338	250 m	0.015
	600 m	0.0067	600 m	0.003
	850 m	0.0028	−	
	1200 m	0.0015	1200 m	確認されず
	2008年の試験		2007年の試験	
	隔離距離	交雑率（%）	隔離距離	交雑率（%）
テンサイ	〜 300 m	交雑すべて確認	〜 50 m	交雑すべて確認
	〜 800 m	3分の2で確認	80 m〜	4/33試験区で確認
	800 m〜	5/22試験区で確認		
	（もっとも遠い距離は2000 m）			

Q48 国際条約などでの規制はないのでしょうか?

いま世界全体で規制緩和が進み、安全性がないがしろにされています。改造した生物から環境や食の安全を守るための、国際条約はあるのでしょうか?

環境への影響に関しては、カルタヘナ議定書が作られています。カルタヘナ議定書は、「バイオセーフティ議定書」といい、一九九二年に合意された生物多様性条約によって制定することが求められました(第一九条)。そのため生物多様性条約締約国会議で議論が積み重ねられ、一九九九年にコロンビアのカルタヘナで開催された締約国会議でほぼまとまり、二〇〇〇年一月二九日にカナダのモントリオールで開催された特別締約国会議で採択されました。二〇〇三年六月一三日に批准国が規定数を上回り発効しました。日本は二〇〇三年一一月二一日締結し、二〇〇四年二月一九日から拘束を受けるようになりました。

このカルタヘナ議定書のポイントは、

①前文で予防原則を求めています。
②遺伝子組み換え食品などの改造生命体の国際間移動を規制したものです。
③第八条で、輸出国に情報の正確さを確保するため法制定を求めています。
④第九条で、輸入国に国内規制を求めていますが、これは（法律でなくてもよい）としています。
⑤第二七条で、損害発生への責任と修復の方法を四年以内に確立するよう求めていますが、これが後に「名古屋・クアラルンプール補足議定書」としてまとめられるものです。

議定書は国際条約に基づくため、規制の対象は国際間の移動です。現在、大量の遺伝子組み換え作物が、輸出入されています。作物だけでなく、遺伝子を組み換えた実験用動物や、細胞、ウイルス、あるいは遺伝子そのものも取り引きされ、国際間を移動しています。その時、相手国に正確な情報が届いていなかったため、扱いがぞんざいだったりして逃げ出し、生物多様性や、その持続可能な利用に甚大（じんだい）な影響を与える可能性があります。

名古屋・クアラルンプール補足議定書
二〇一〇年に名古屋で開催された第5回カルタヘナ議定書締約国会議（ＭＯＰ５）で採択された補足議定書。遺伝子組み換え生物などによって生物多様性が壊された場合、破壊した者を特定し、責任とともに生物多様性の修復や損害への賠償を負わせることを求めた。

それを防ぐのが目的です。

　このカルタヘナ議定書の第一のポイントは、生物多様性条約同様、予防原則を求めた点にあります。生物種は一度失ったものは戻らないため、事前に対策を立てることが必要だからです。第二のポイントは、主に先進国からなる輸出国に正確な情報の提供を求め、そのために国内法を制定することを求めました。主に途上国からなる輸入国に対しても国内での対応を求めましたが、法制定までは求めませんでした。

　この輸出国・輸入国に求めた規定に対応して、日本でも「カルタヘナ国内法（担保法）」が制定され、二〇〇四年二月から施行されたことは、前問（Q47）ですでに述べました。

　そのカルタヘナ議定書に基づいて「名古屋・クアラルンプール補足議定書」がつくられ、二〇一〇年に採択され、二〇一八年に日本も批准し、同年に発効しました。これはもともと議定書第二七条で損害発生での「責任と修復（救済）」の方法を確立することを求めたことに基づいています。遺伝子組み換え作物などが汚染等を引き起こし、生物多様性に損害を与え、農業などの持続可能な利用に損失を与えた場合、誰が、どのように責任を

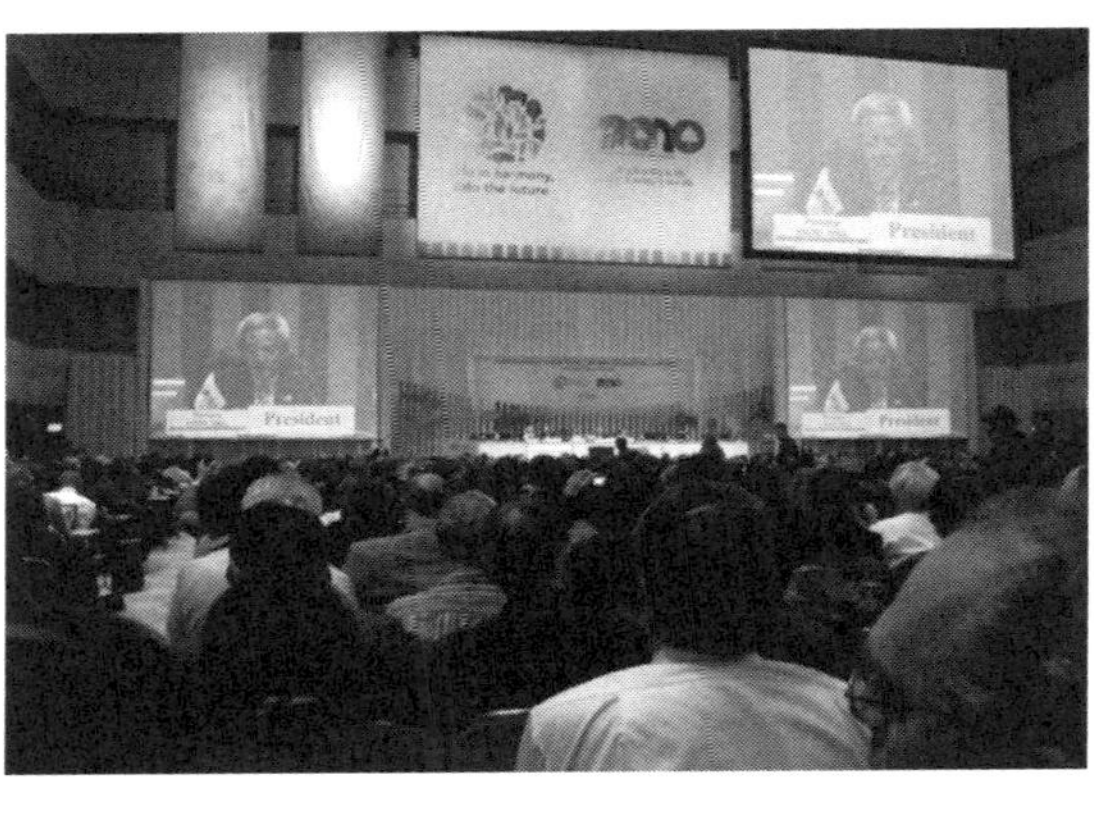

二〇一〇年に名古屋で開催された生物多様性条約締約国会議（COP10―MOP5）

負うのか、修復の方法や損害賠償はどうするのか、といった内容を決めるよう求めたものです。これが的確に実行されれば、生物多様性の破壊に歯止めがかけられると期待されました。

しかし、その中身や方法をめぐって、遺伝子組み換え作物の輸出国と輸入国の間で激しい対立が繰り返されてきました。予防原則に立つか否か、責任を遺伝子組み換え作物開発企業にまで取らせるか否か、被害の原因の立証を被害者に求めるか否か、保証の裏付けとなる資金はどうするか、などです。対立は主になるべく弱い規制を求める、被害を起こす側の輸出国、強い規制を求める、被害を起こされる側の輸入国の間で起きました。

現在、遺伝子組み換え生物の輸出国は主に先進国であり、輸入国は主に途上国であり、南北対立がここでも起きたのです。この「責任と修復（あるいは救済）」問題は、二〇一〇年一〇月に名古屋で開かれたカルタヘナ議定書・第五回締約国会議（MOP5）での最大の争点でしたが、閉会の日に合意にこぎつけ、「名古屋・クアラルンプール補足議定書」という名称で採択されたのです。

この「責任と修復（あるいは救済）」の仕組みが確立すると遺伝子組み換

え生物が被害や損害を発生させた際に、その生物を開発した企業に責任を負わせたり、修復なり損害賠償を求めることができます。そのため世界中の農家や市民団体、そして途上国が熱望していました。

採択された中身は、さまざまな課題を積み残した形で、合意されました。各国の判断にゆだねられている部分が多いこともあり、このままではとても農家などの被害を救済したり、自然を修復できる内容には程遠いものがあります。また、この補足議定書合意を受けて、日本政府もカルタヘナ国内法を改正し、二〇一八年に批准しました。この日本政府の批准と同時に同補足議定書が発効しましたが、課題山積というところです。

一方、食の安全や食品表示に関しては、コーデックス委員会で議論されてきました。コーデックス委員会は、国連のＷＨＯ（世界保健機関）とＦＡＯ（食糧農業機関）の共通の下部機関として設置されている、食の国際ルールを決める国際機関です。一九九五年に設立されたＷＴＯ（世界貿易機関）が、貿易の際の共通のルールとして、このコーデックス規格を採用したため、大変に権力のある機関に変身したのです。

このコーデックス委員会で二〇〇〇年から、遺伝子組み換え作物由来の

ＣＯＤＥＸ（コーデックス国際食品規格委員会）

ＷＨＯ（世界保健機関）とＦＡＯ（食糧農業機関）という二つの国連の機関の共通の下部機関として作られた、食品の国際規格や規制・基準を決定する国際機関のこと。以前はあまり重要視されてこなかったが、一九九五年にＷＴＯ（世界貿易機関）が設立されてからは、コーデックス委員会で決めた基準が世界の基準として採用され始め、大きな力を持つようになった。

ＷＨＯ（世界保健機関）

国連の専門機関の一つで、公衆衛生の向上や人々の健康を守ることが目的で、一九四八年に設立された。一九二三年に設立された国際連盟保健機関と、一九〇九年に設立されたパリ公衆衛生国際事務局の取り組み

食品の安全性評価の国際基準が「バイオテクノロジー応用食品特別部会」で議論され作られました。また、続いて二〇〇四年から同部会で、遺伝子組み換え動物食品の国際基準が議論され作られました。

しかし、ここで作られた基準はあいまいな部分が多く、多くが各国政府の判断にゆだねられ、事実上、実効性の極めて弱いものになりました。また、食品表示部会では、遺伝子組み換え食品表示の国際的な基準作りが議論されてきましたが、これも、遺伝子組み換え作物を売り込む国々の抵抗で、ほとんど何も決められない状態が続いてきました。このようにどの国際的な基準や規格も、実効性に乏しい状況が続いています。

を継続した形で設立された。本部はスイスのジュネーブにおかれている。

FAO（国連食糧農業機関）
国連の専門機関の一つで、途上国を中心に、世界各国の人びとの食糧生産と生活水準の向上を目的に、一九四五年に設立された。本部はイタリアのローマに置かれている。

Q49 自治体でも独自の規制ができるのでしょうか？

一番身近な行政である自治体にも取り組んでほしいのですが、遺伝子を改造した生物から環境や食の安全を守るための規制を作ることはできますか？

遺伝子組み換え作物栽培規制条例

遺伝子組み換え作物による交雑・混入を防ぐために、自治体が独自に作る規制で、効力を持たせるために罰則が規定されている場合が多い。多くの自治体が「食の安全・安心条例」を制定し、その中で遺伝子組み換え作物の交雑・混入防止をうたい、遺伝子組み換え作物栽培規制条例を制定するケースが多い。

自治体の間で、国の規制だけでは「遺伝子組み換え作物の作付を止めることができない」と判断し始めたのは、各地で遺伝子組み換え大豆の作付けが行なわれたり、栽培試験が進められ始めたことによります。もし、交雑混入が起きれば、自県で作られる作物のイメージが傷つき、販売できなくなったり、価格が下がるなどの被害が想定されたからです。最初に、規制条例を制定したのは、山形県藤島町（現・鶴岡市）で「人と環境にやさしいまち条例」が作られました。ここでも遺伝子組み換え大豆が作付けされたことがきっかけでした。特に厳しい条例を制定したのが北海道で、ここでも遺伝子組み換え大豆が作付されたり、遺伝子組み換え稲の試験栽培が行なわれたことによります。

都道府県レベルでは、「食の安全・安心条例」の中に「遺伝子組み換え作物の交雑・混入防止」の項目が入れられるところが増えています。北海道では「北海道食の安全・安心条例」を施行し、その中に「遺伝子組み換え作物の交雑・混入防止」の項目を入れ、次にそれを受けて「遺伝子組換え作物の栽培等による交雑等の防止に関する条例」が施行されました。この条例では、遺伝子組み換え作物を作付する際には、知事の許可が必要です。このように「食の安全・安心条例」が作られると、多くの場合「遺伝子組み換え作物の交雑・混入防止条例」や「指針」が作られます。

市町村では、独自に条例制定が進められています。先に述べた藤島町（現在の鶴岡市）での条例づくりをきっかけに、今治市では有機農業を推進し、学校給食に地場産の野菜を食べてもらうような街づくりを進めるという「今治市食と農のまちづくり条例」が作られ、その中で遺伝子組み換え作物の規制が入れられました。直接遺伝子組み換え作物の文言がなくても、有機農業での町おこしを行なうと、事実上、遺伝子組み換え作物は排除されます。

この間、多くの自治体で取り組みが始まったのが、学校給食を変えるこ

指針（ガイドライン）と方針

指針は、条例とは異なり議会の承認を得る必要がないため、容易に作成できるものの、あくまで倫理的な歯止めにとどまり、強制力を持たず、罰則もない。方針は、指針よりもさらに規制力が弱く、実質上歯止めにはなり難い。

とです。この取り組みは、消費者間で運動の広がりができます。とくに学校給食に有機の食材を取り入れる自治体がいま増えています。遺伝子組み換え作物にゲノム編集作物も含めると規定するだけで、事実上ゲノム編集食品に関しても、自治体での同様の規制は可能です。国に期待できない以上、自治体の取り組みに期待が高まります。

日本での都道府県の条例施行・指針制定の現状

1　食の安全・安心条例に遺伝子組み換え作物交雑・混入防止の項目を入れた自治体		
北海道	北海道食の安全・安心条例	2005年4月施行
新潟県	にいがた食の安全・安心条例	2005年10月施行
千葉県	千葉県食品等の安全・安心の確保に関する条例	2006年4月施行
京都府	京都府食の安心・安全推進条例	2006年4月施行
徳島県	徳島県食の安全安心推進条例	2006年4月施行
神奈川県	神奈川県食の安全・安心の確保推進条例	2009年7月施行
2　食の安全・安心条例に連動した条例・指針の施行・制定状況		
北海道	遺伝子組換え作物の栽培等による交雑等の防止に関する条例」	2006年1月施行
新潟県	新潟県遺伝子組換え作物の栽培等による交雑等の防止に関する条例」	2006年5月施行
徳島県	遺伝子組換え作物の栽培等に関するガイドライン	2006年5月制定
京都府	遺伝子組換え作物の交雑混入防止等に関する指針	2007年1月制定
神奈川県	神奈川県遺伝子組換え作物交雑等防止条例	2011年1月施行
	神奈川県遺伝子組換え作物の栽培等に関するガイドライン	2010年1月制定
3　独自の指針・方針の制定状況		
茨城県	遺伝子組換え農作物の栽培に係る方針	2004年3月制定
滋賀県	遺伝子組換え作物の栽培に関する滋賀県指針	2004年8月制定
岩手県	遺伝子組換え食用作物の栽培規制に関するガイドライン	2004年9月制定
兵庫県	遺伝子組換え作物の栽培等に関するガイドライン	2006年3月制定
東京都	都内での遺伝子組換え作物の栽培に係る対応指針	2006年5月制定
4　市町村で遺伝子組み換え作物交雑・混入防止の項目を入れた条例等		
藤島町(現在の鶴岡市)	人と環境にやさしいまち条例	2003年4月施行
今治市	今治市食と農のまちづくり条例	2006年9月施行
つくば市	遺伝子組換え作物の栽培に係る対応方針	2006年7月発表
高畠町	たかはた食と農のまちづくり条例	2009年4月施行
綾町	改正・綾町自然生態系農業の推進に関する条例	2009年3月施行

Q50 遺伝子組み換え食品やゲノム操作食品を避けることができるのでしょうか？

遺伝子を改造した生物は、さまざまな食材や添加物になっていますが、とても分かり難いです。私たちはどのようにしたら避けることができるでしょうか？

いまの遺伝子組み換え食品表示制度は欠陥が多く、消費者が選べない仕組みになっているといってもよいでしょう。それでもいくらかは選ぶことは可能です。

現在、遺伝子組み換え作物として作られ、日本に入ってきている作物は、トウモロコシ、大豆、ナタネ、綿の四作物です。これらの作物が、多種類の食材や飼料になり、直接・間接に私たちの食卓に登場しています。その四作物のすべてで、もっとも作られている食品が食用油です。綿からも綿実油が作られています。また、その油から作るマヨネーズやマーガリンなどの油製品も、いまや遺伝子組み換え食品が大半です。それに醤油です。それだけではなく、加工食品の中にも、多種類使用されているのです。とくにトウモロコシと大豆由来のものは多く、スーパーで並んでいる加工食品の大半に使用されています。日本で消費されるトウモロコシの消費量は年間に一六〇〇万トン程度で、お米の約八〇〇万トンの二倍です。数字から見ると日本人の主食は、いまやトウモロコシなのです。しかも、そのほとんどが米国からきており、米国での遺伝子組み換えトウモロコシの割合は、全トウモロコシの九〇%（二〇一四年）に達しています。すなわちトウモロコシ由来の原料や添加物は、間違いなく遺伝子組み換えということになります。

具体的に見ていきましょう。カップ麺で、遺伝子組み換え作物由来の原料を用いた食材や添加物は、どのくらいあるでしょうか。よく見ると、可能性があるものが多数を占めています。植物油脂、加工でんぷん、醤油、糖類、蛋白加水分解物、植物蛋白、調味料（アミノ酸等）は、ほぼ間違いありません。

カップ麺の表示を見て見てください。植物油脂は、大豆油など四作物すべてが使われている可能性があります。でんぷん、糖類はトウモロコシ、植物蛋白、蛋白加水分解物は大豆の可能性があります。

日本におけるトウモロコシの消費量

1960年	182万トン
1970年	528万トン
1980年	1368万トン
1990年	1638万トン
2000年	1620万トン
2010年	1570万トン
2015年	1510万トン

（九州大学大学院農学研究院、旧伊東研究室）

また、トウモロコシ、大豆、ナタネ、綿の四作物はすべて、家畜の飼料にも使われています。その飼料で育った家畜由来の食材もたくさん用いられています。チキンエキス、ポークエキス、動物油脂、乳蛋白、卵、豚肉です。これらは、間接的な遺伝子組み換え食品です。

このように見ていくと、いかに多種類・多量の遺伝子組み換え原料がカップ麺で使われているかわかります。しかし、私たちはそれを知ることができません。それは、この食品には「遺伝子組み換え」と表示されていないからです。

次に子どものおやつでみてみたいと思います。例として、クッキー、ビスケット、チョコレート菓子を取り上げます。スーパーなどで販売しているお菓子には、次のような食材や添加物が使われていましたが、そのうち遺伝子組み換え由来はどれほどあるかを見ていきます。

三つのお菓子で共通して可能性が大きいものは、植物油脂です。クッキーとビスケットで共通して可能性が大きいのは、ブドウ糖果糖液糖です。これらはコーンスターチから作られます。ビスケットとチョコレート菓子で共通して可能性が大きいのはショートニングです。そのほかにも、クッ

知らなかった！　こんな食品に遺伝子組み換え作物が

（下線は遺伝子組み換え原材料由来の可能性が高いもの）

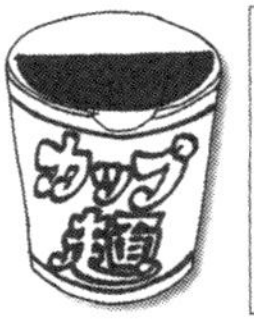

名称／即席カップめん
原材料名／油揚げめん（小麦粉、植物油脂、食塩、チキンエキス、ポークエキス、醤油、たん白加水分解物）、味付豚肉、味付卵、味付えび、糖類、醤油、食塩、ねぎ、香辛料、たん白加水分解物、ポークエキス、チキンエキス、野菜エキス、加工でん粉、調味料（アミノ酸等）、炭酸Ca、かんすい、カラメル色素、増粘多糖類、乳化剤、酸化防止剤（ビタミンE）、カロチノイド色素、香辛料抽出物、ビタミンB2、ビタミンB1、スモークフレーバー、酸味料、香料、（原材料の一部に乳成分を含む）

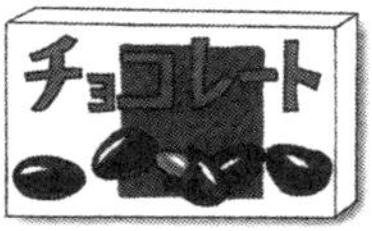

名称／チョコレート
原材料名／砂糖、アーモンド、全粉乳、カカオマス、植物油脂、ココアバター、乳糖、還元水あめ、レシチン（大豆由来）、香料、光沢剤

名称／クッキー
原材料名／砂糖、小麦粉、植物油脂、乳糖、ココアパウダー、ぶどう糖果糖液糖、コーンフラワー、カカオマス、ホエイパウダー（乳製品）、食塩、膨張剤、乳化剤（大豆由来）、香料

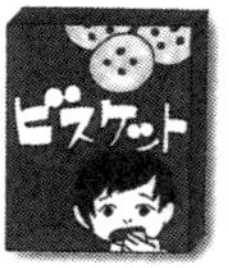

名称／ビスケット
原材料名／小麦粉、砂糖、牛乳、じゃがいもでん粉、ショートニング、バターオイル、加糖練乳、植物油脂、ぶどう糖果糖液糖、食塩、貝カルシウム、膨張剤、乳化剤（大豆由来）、香料、ピロリン酸鉄、ビタミンB1、ビタミンB2、ビタミンD

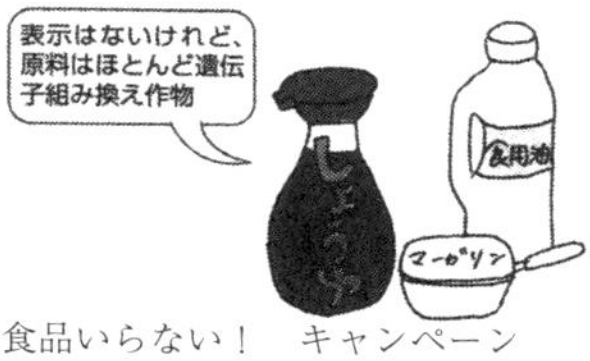
表示はないけれど、原料はほとんど遺伝子組み換え作物
しょうゆ
食用油
マーガリン

提供・遺伝子組み換え食品いらない！　キャンペーン

キーのコーンフラワー、チョコレート菓子のマーガリンがあります。ショートニングとマーガリンは、植物油脂に水素を添加して作ります。そのため、トランス脂肪酸が多いことでも問題になっています。乳化剤には大豆のレシチンが使われている可能性があります。日常よく食べているお菓子のほとんどに、多種類の遺伝子組み換え由来の食材が使われていることが、お分かりいただけると思います。

遺伝子組み換え食品を避けるには四つの方法があります。第一に、現在遺伝子組み換え作物で出回っている種類は、トウモロコシ、大豆、ナタネ、綿です。その四種類の作物やそれ由来の食材を避けることです。第二は、国産の野菜や穀物、魚を食べることです。いま日本では遺伝子組み換え作物や魚がつくられていないからです。家畜の場合は飼料に用いられているケースが多いのです。第三は、有機であることです。有機認証は遺伝子組み換え排除の原則があります。遺伝子組み換え食材が含まれていると、有機として認証されません。そして第四は、遺伝子組み換え食品を扱っていないか、大部分を排除している生協や産直を利用することです。

遺伝子組み換え食品が私たちの食卓に出回る割合

		2014年の作付け割合	日本の輸入の割合（2014年）	日本の自給率（2017年）	食卓に出回る割合
トウモロコシ	（米国）	90%	84.9%	0.0%	82.0%
	（ブラジル）	81%	6.9%		
大豆	（米国）	93%	63.1%	7.4%	84.3%
	（ブラジル）	92%	22.7%		
	（カナダ）	90%	12.7%		
ナタネ	（カナダ）	96%	92.3%	0.2%	89.1%
	（豪州）	9%	7.7%		
綿実（食用）	（豪州）	99.5%	57.8%	0.0%	85.9%
	（米国）	90%	25.7%		
	（ブラジル）	47%	11.1%		

2014年の作付け割合は、全作付け面積の中の遺伝子組み換えの割合
出典）米農務省、消費者庁、九州大学などより計算

Q51 食品表示の現状はどうなっているのですか？

現在、豆腐、納豆、味噌程度しか表示されておらず、なかなか遺伝子組み換え食品を見分けることができません。いったい表示はどうなっているのでしょうか？

一九九六年から遺伝子組み換え作物の輸入が始まりました。最初は表示がありませんでした。しかし、日本中で消費者の署名運動が広がり、自治体議会で表示を求める陳情や請願が相次いで採択された結果、まず農水省が動き、二〇〇一年四月から、ＪＡＳ（日本農林規格）法による、遺伝子組み換え食品の表示が始まりました。厚生労働省も同時に食品衛生法による表示を始め、二〇一三年から両省による表示から消費者庁による食品表示制度へと移行し、統一されました。といっても中身に変化はありませんでした。

現状では、豆腐や納豆、おから、味噌、ポップコーンなど、極めて限られた食品しか表示義務はありません。大半を表示の対象からはずした理由

ＪＡＳ（日本農林規格）法
正式には「農林物資の規格化及び品質表示の適正化に関する法律」という。この法律は、品質や生産方法を保証する「ＪＡＳ規格制度（任意の制度）」と、原材料や原産地などの表示を義務づける「品質表示基準制度」から成り立っている。

は、遺伝子組み換え食品か否かを検証できない場合は、表示する必要がないという説明です。こうして食品加工中に遺伝子や蛋白質のほとんどが壊されてしまう食用油や醤油が表示の対象外になってしまいました。

さらに表示の対象からアルコール飲料が抜けています。これは酒税の関係で、財務省（旧大蔵省）が管轄（かんかつ）しており、以前は農水省・厚労省両省の管轄外、現在は消費者庁の管轄外だからです。このように、きわめて限定された範囲での表示です。

遺伝子組み換え食品表示の分かり難さの代表格が「表示なし」に幾通りも意味が出てしまう点です。豆腐など表示義務のある食品には「遺伝子組み換えでない（あるいは遺伝子組み換え大豆不使用）」という表示が目立ちます。中には「表示なし」があり、消費者に混乱を与えています。その他にも、「遺伝子組み換え（あるいは遺伝子組み換え大豆使用）」「遺伝子組み換え不分別（あるいは遺伝子組み換え大豆不分別）」という表示の仕方があるはずですが、現在ではそれらを使った商品はスーパーなどの店頭には並んでいません。

なお「不分別」とは、日本に出荷する際に、遺伝子組み換え作物と非遺

表示義務のある食品一覧表

大豆食品

豆腐・油揚げ類、凍豆腐・おから・ゆば、納豆、豆乳類、味噌、大豆煮豆、大豆缶詰・瓶詰、きな粉、大豆炒り豆

また、以上の大豆食品を主な原料とするもの

大豆（調理用、粉、蛋白）、枝豆、大豆もやしを主な原料にするもの

トウモロコシ食品

コーンスナック菓子、コーンスターチ、ポップコーン、冷凍とうもろこし、とうもろこし缶詰・瓶詰、コーンフラワーを主な原料にするもの、コーングリッツを主な原料にするもの、とうもろこし（調理用）を主な原料にするもの、

また、以上のとうもろこし食品を主な原料とするもの

伝子組み換え作物を混ぜるため、事実上ほとんどの食品が「不分別」となるため、苦肉の策として登場した表示です。ヨーロッパでは、「あいまい表示」として採用が却下されました。事実上、「遺伝子組み換え」と同じです。

表示義務のある豆腐や味噌のような食品の場合は、「表示なし」は、「遺伝子組み換え大豆不使用」と同じ意味になります。というのは、「遺伝子組み換え（あるいは遺伝子組み換え大豆使用）」「遺伝子組み換え不分別（あるいは遺伝子組み換え大豆不分別）」は義務表示であるのに対して、「遺伝子組み換えでない（あるいは遺伝子組み換え大豆不使用）」は任意表示であり、つけても、つけなくてもよいからです。

ところが食用油や油製品などの表示義務のない食品は、最初から「表示なし」です。市民団体の「遺伝子組み換え食品いらない！キャンペーン」などが行なった調査では、大手メーカーがつくっているすべての食用油は、原料に大豆・ナタネ・トウモロコシ・綿実を用いていれば、すべて「遺伝子組み換え不分別」です。ということはすべての食用油に遺伝子組み換え原料が混入していることになります。ところが表示はありません。

ジャガイモ食品

冷凍ばれいしょ、乾燥ばれいしょ、ばれいしょでん粉、ポテトスナック菓子、

また、以上のばれいしょ食品を主な原料にするもの

ばれいしょ（調理用）を主な原料にするもの

その他の食品

アルファルファを主な原料にするもの

テンサイ（調理用）を主な原料にするもの

パパイアを主な原料とするもの

ということは、表示義務がある食品（例えば豆腐）では「表示なし」は不使用を意味し、表示義務がない食品油では「表示なし」は使用を意味します。ということは、消費者は表示義務のある食品をすべて知っていないと選べないことになります。

この日本の表示を、ＥＵ・韓国・台湾・中国の表示と比べてみましょう。日本では、大半の食品に表示義務がなく、食用油や醤油などが表示の対象外になっています。それに対して、ＥＵ・中国では全食品に、台湾でもほとんどの食品に表示しなくてはいけません。日本の表示では、上位三品目（重量比五％以上）といったたくさん使われている原材料だけの表示です。それに対してＥＵ・韓国・台湾・中国は、わずかな原材料も表示しなくてはいけません。また、日本では五％まで混入を認め「遺伝子組み換えでない」あるいは「遺伝子組み換え大豆不使用」という表示が可能ですが、ＥＵは〇・九％、中国は一％、台湾・韓国は三％以上混入していれば、「遺伝子組み換え」と表示しなくてはいけません。食品表示は消費者のためのものであり、ＥＵなどはそれが守られていますが、日本の表示は業界に配慮したものです。

遺伝子組み換え食品表示の各国の比較

表示の対象食品		
	日本	食用油や醤油など大半の食品が表示の対象外
	台湾	食用油や醤油など蛋白質が含まれないものも表示へ
	韓国	日本と同じ
	中国	全食品表示
	ＥＵ	全食品表示
表示の対象で原材料・上位品目に限定の扱い		
	日本	上位3品目（重量比5%以上）に限定
	台湾	限定の扱いがない
	韓国	限定の扱いがない
	中国	限定の扱いがない
	ＥＵ	全成分表示
意図せざる混入率をどこまで認めるか		
	日本	5%まで
	台湾	5%から3%までに厳格化、さらに0.9%までを目指す
	韓国	3%まで
	中国	1%まで
	ＥＵ	0.9%まで

Q52 新しい表示制度ができて、遺伝子組み換え食品がより分かりにくくなった？

遺伝子組み換え食品表示制度が改正されると聞いて喜んでいたのですが、むしろ今より表示されなくなってしまうということですが、本当ですか？

消費者庁は二〇一七年四月に「遺伝子組換え表示制度に関する検討会」を立ち上げ、遺伝子組み換え食品の表示制度の見直しの作業を進めてきました。そこでの議論が業界寄りで、このままでは現行の表示制度が継続されるのではないかと懸念されていたのですが、最終的には現状維持どころか、改悪されたのです。

二〇一八年一月三一日に開かれた最終段階の第八回目の検討会で、突然、新たな提案が出されました。それまで「遺伝子組み換えでない」あるいは「遺伝子組み換え大豆不使用」などと表示できる範囲は、意図せざる混入率で設定されている五％までした。それを検出限界値（ほぼ〇％）にまで引き下げることが提案されたのです。言い換えれば、不使用表示は〇％でなければいけないというのです。しかし、意図せざる混入率は五％のままでした。混入率を引き下げることなく、不使用表示をなくすという提案です。消費者が強く求めてきたのは、すべての食品への表示と、意図せざる混入率の引き下げです。それには手を付けず、不使用表示ができる数値を〇％にしたのです。なぜ〇％でしか「不使用」表示ができないことが問題かというと、現実的に、日本には大量の遺伝子組み換え作物が輸入されており、事実上〇％がほとんど存在しないからです。

実際に豆腐を検査したところ、「国産大豆一〇〇％」と表示された豆腐でも、遺伝子組み換え大豆の存在を示す陽性反応が出ることが多いのです。現在、日本では遺伝子組み換え大豆は栽培されていないことから、国産には遺伝子組み換え大豆は含まれておらず、本来ならば陽性反応が出るはずがありません。それが出てしまうのは、例えば、米国産の非組み換え大豆を使った豆腐を製造した後に、同じ工程で国産大豆を用いて製造すると、米国産にはごくわずかですが遺伝子組み換え大豆が含まれており、それが微量残って反応が出てしまうからです。こうなると、遺伝子組み換え大豆不使用という表示は不可能になってしまいます。実はそれが狙いなのです。

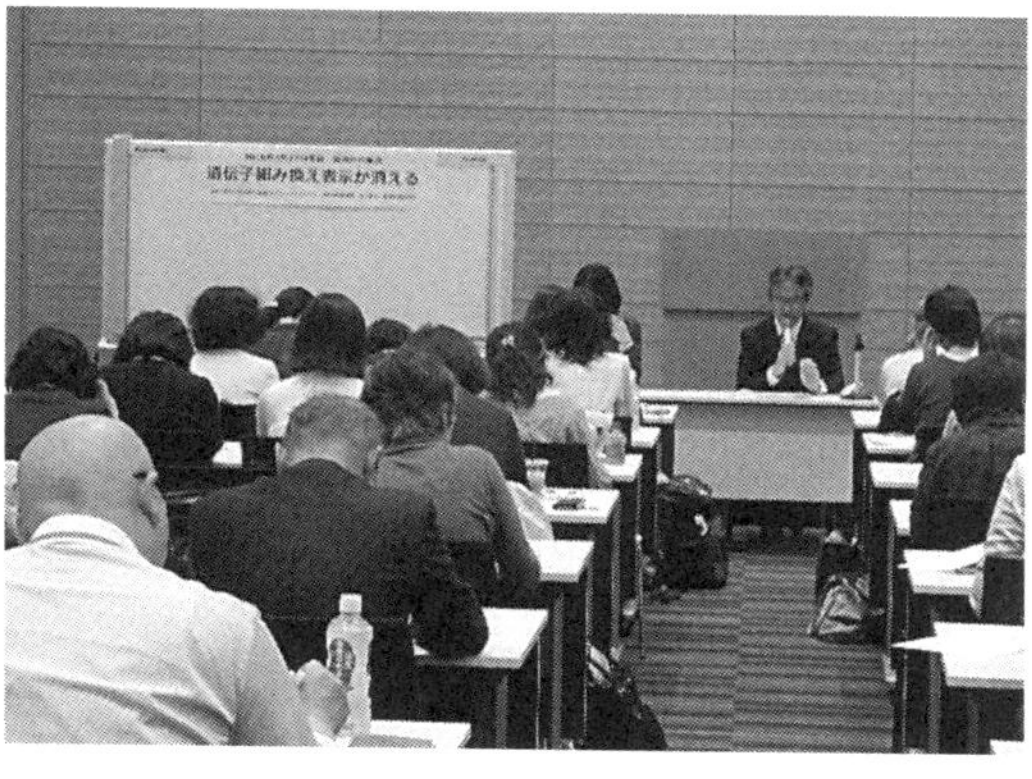

表示問題での議員会館内集会で発言する消費者庁の代表（二〇一九年一月）

これまで米国政府や多国籍企業は、遺伝子組み換え食品表示を目の敵にしてきました。その理由は「遺伝子組み換え食品が悪者扱いされている」からだそうです。そのため表示をなくさせ、遺伝子組み換え食品の存在を目に見えないようにしたいのです。

では〇％から五％の間の表示はどうなるのか。「遺伝子組み換え不使用」を用いてはいけなくなるため、「遺伝子組み換えを分別」といった表示になりそうです。ＥＵでは、〇・九％以上で「遺伝子組み換え使用」と表示し、日本のような「分別」とか「不分別」といった表示がありません。これはあいまい表示だということで否決された経緯があります。日本では、そのあいまい表示が使われ、五％以上の表示は「遺伝子組み換え不分別」です。〇％から五％の間の表示が「遺伝子組み換えを分別」と表示することになると「分別」「不分別」の違いということになり、これでは消費者は、何を意味するか分からず、選べないということになります。消費者庁によって、消費者の権利が蹂躙されているのです。消費者庁がどこを向いているかというと、消費者のほうでないことだけは事実です。

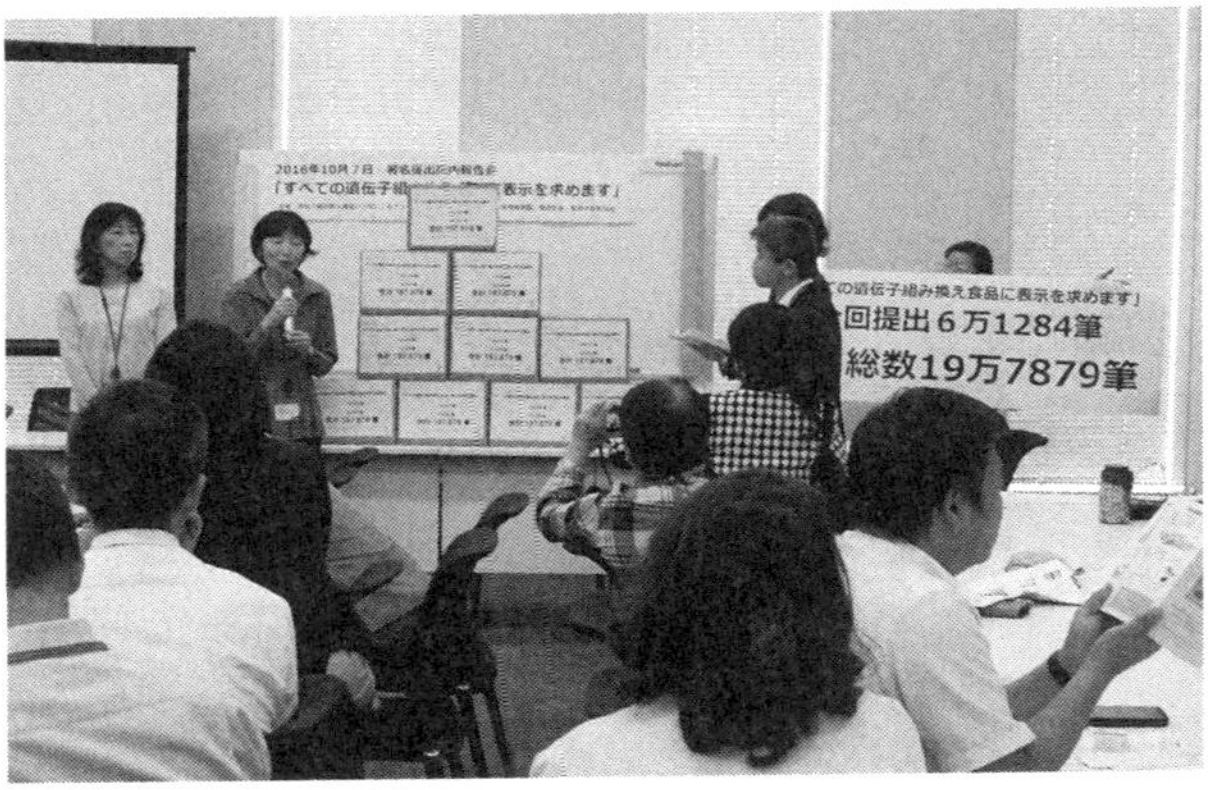

写真　新たに提案された表示制度に対して反対運動が強まる

Q53 種子法が廃止されましたが、どのような影響がありますか？

主要農作物種子法が廃止されたことで、民間企業の開発が加速しそうですが、多国籍企業による遺伝子組み換えやゲノム編集での開発が加速しますか？

主要農作物種子法（種子法）が作られたのは一九五二年で、当時は食糧不足の時代でした。そのため食糧増産を目的に、国が支援し、都道府県が優良な品種を開発するのを促すのが目的で制定されました。ここでいう主要農作物とは稲・小麦・大麦・裸麦・大豆です。

戦後の取り組みが一段落し、公的機関から民間企業へと開発の主体が移行する時期の一九八六年に、この法律が改正されます。この法改正が行なわれるきっかけが、遺伝子組み換え作物の開発でした。民間企業の能力を活用して、世界的に競争になりつつあるバイオテクノロジーを用いた新品種開発に農水省としても取り組むことになったのです。それまで農水省は、主に農家や農協の方を向いており、民間企業とのつながりが薄い官庁でした。その民間企業とのつながりを作りながら、新しい技術開発の道に入っていかなければなりませんでした。そのためには、従来の法律や制度を改正する必要が出てきたのです。それを受けて、一九八六年六月に主要農作物種子法が改正されます。この法改正により主要農作物の民間企業の開発が可能になり、その後販売も可能になりました。

では、今回の主要農作物種子法廃止の意味とは何でしょうか。二〇一二年末に安倍政権が誕生しました。その月の一二月二六日、日本経済再生本部（安倍本部長）を設置し、アベノミクスを本格稼働させました。その稼働の柱の一つとして翌二〇一三年一月二三日、民主党政権によって休眠状態となっていた規制改革推進会議（議長・岡素之・住友商事相談役）を復活させたのです。この推進会議の提言で、種子法が廃止されたのです。その理由が、民間企業の開発意欲を阻害（そがい）するというものでした。しかし、すでに民間企業の参入の仕組みは作られ、廃止する理由など見当たりませんでした。

この廃止の背景には、安倍政権の国家戦略と密接なつながりがあります。種子を支配するものが食料を支配するという現実が、モンサン

主要農作物種子法の歴史

1952年	法制定 食糧増産を目的に都道府県が優良な品種を開発することが目的 主要農作物・稲・小麦・大麦・裸麦・大豆
1984年	農水省がバイオテクノロジー技術開発計画を発表 これに基づいて法改正や指針などが進む
1986年6月	種子法改正で民間企業の開発が可能に
1986年12月	遺伝子組み換え作物の農林水産分野における利用指針作成
1990年	ＳＴＡＦＦ（農林水産先端技術振興センター）を設置 民間企業と連携、遺伝子組み換え作物開発の最前線（稲中心）
1991年	STAFFを軸にイネゲノム解析プロジェクト開始
1991年6月	主要農作物種子制度の運用で民間企業の試験販売も可能に
1991年	競馬法・中央競馬会法を改正、遺伝子組み換え関連研究への流用始まる
1996年6月	制度の運用で本格販売も可能に

ト社などの多国籍企業によって現実化してきました。種子を支配するには知的所有権（知的財産権）を支配しなければいけません。それをもたらしているのが、新技術による特許権取得にあります。安倍政権が打ち出してい る国家知財戦略を農業分野で推し進めるために打ち出されたのが、種子法廃止と、それとセットで出された農業競争力強化支援法でした。

安倍政権は、戦略的イノベーション創造プログラム（SIP、内閣府）を進めてきました。同政権は一貫してさまざまな分野でイノベーションを推進してきました。農業では、次世代農林水産業創造技術（アグリイノベーション創出）を柱としてきました。知的所有権を取得することが目的です。それにより種子を支配し、食料を支配していこうというものです。

次世代農林水産業創造技術として、新たな育種技術の確立として最も力を入れているのがゲノム編集技術などNBT（ニュー・バイオテクノロジー）といわれる分野です。ゲノム編集技術、RNA干渉などのRNA操作技術、エピゲノム操作技術など、遺伝子組み換え技術の次に位置するバイオテクノロジーです。

このように安倍政権が目指す農業競争力強化は、けっして農業や農家を

知的所有権
知的財産権ともいい、知財と略すこともある。特許権や商標権、著作権などで、ハイテク化が進む中で、企業戦略の中心に据えられるようになってきた。

強化するものではありません。企業やその技術開発力を強化するものです。農業や農家は逆に、決定的な致命傷を受ける可能性が強まります。なぜならば、主要農作物種子法廃止は、これまで自治体の農業試験場などで開発してきた品種や、かつて農家が開発して根付いていた品種を危うくするからです。それは大事な品種が失われ、食卓に登場する食べものの多様性が奪われることを意味します。

これまで自治体が担ってきた新品種開発と普及が失われ、民間企業の参入が進めば、自治体の研究者は民間企業に移行し、その民間企業をバイオメジャーと呼ばれる多国籍種子企業が日本企業の買収に走ることは必至です。現在、モンサント、バイエル、シンジェンタなど多国籍種子企業は合併・統合・買収が相次いでいます。巨大な企業がさらに巨大になり、世界の覇者を目指しています。隣国の韓国ではすでに、多国籍企業による主な種子企業の買収が進み、貴重な品種が失われるなどの影響が出ています。日本もまた、同様の事態になるのでは、と懸念されます。

主要農作物種子法廃止の経緯

2012年末	安倍政権誕生
同年12月26日	日本経済再生本部（安倍本部長）を設置 アベノミクス本格稼働
2013年1月23日	規制改革推進会議（議長・岡素之・住友商事相談役）を復活 様々な分野で規制緩和進む
2016年10月6日	第4回規制改革推進会議・農業WGで法廃止の提案 民間企業の開発意欲を阻害するというのがその理由
2017年1月30日	第9回同農業WGで農業競争力強化支援法案提出へ 農業競争力強化プログラム作成
2018年3月31日	主要農作物種子法廃止

Q54 世界銀行の報告書が遺伝子組み換え作物を見限ったって本当ですか？

遺伝子組み換え作物には未来がないとずっと言われてきましたが、実際、世界銀行までもが見限ったということを聞きました。それは本当でしょうか？

二〇〇八年に世界銀行が出した「これからどのような農業に投資をしていったらよいか」をまとめた調査報告書では、遺伝子組み換え作物に未来はなく、有機農業など環境保全型農業に投資すべきだと結論づけました。本来、米国政府や多国籍企業の味方のはずの世界銀行が、遺伝子組み換え作物を見限ったのです。

これは二〇〇三年に始まったＩＡＡＳＴＤ（開発のための農業科学技術国際評価）で、農業で最も有効な科学技術とは何かを総合的に判断するプロジェクトです。世界銀行が提案して、国連食糧農業機関（ＦＡＯ）、国連環境計画（ＵＮＥＰ）、世界保健機関（ＷＨＯ）などの協力で行なわれた、これまでで最大規模の農業アセスメントです。そこでの遺伝子組み換え作物に

世界銀行

第二次世界大戦の戦後復興の枠組みを協議したブレトン・ウッズ協定に基づいて、戦後直後に設立された国際金融機関。ＩＢＲＤ（国際復興開発銀行）とＩＤＡ（国際開発協会）を併せた名称で、途上国の政治や経済に介入してきた歴史を持つ。これらの機関に、ＩＦＣ（国際金融公社）、ＭＩＧＡ（多数国間投資保証機関）、ＩＣＳＩＤ（国際投資紛争処理機関）を併せて、世界銀行グループを構成している。このＩＣＳＩＤが、投資ファンドの利益を守り、内政に干渉し、

対する評価は、きわめて否定的です。その報告の概略をカンタベリー大学のジャック・A・ハイネマン教授がまとめています。遺伝子組み換え作物の評価は次のようなものです。

(1) 遺伝子組み換え作物が販売され始めてからの一四年の間、遺伝子組み換え作物の収穫量が全体的、持続的または確実に増加したという証拠は何もない。

(2) 遺伝子組み換え作物を採用した農家の経費が持続的に減少した、またはそのような農家の収入が持続的かつ確実に増加したという証拠は何もない。

(3) 農薬の使用量が持続的に減っているという証拠は何もない。事実、除草剤の中には劇的に増加したものがあり、遺伝子組み換え作物への特殊な散布方法により、伝統農法を行なう農家の雑草防除にたいする選択肢が狭められている。

(4) 遺伝子組み換え作物の圧倒的多くは、収穫量を高めることを目的として作られたのではなく、特定の農薬または殺虫剤を売るために作られたものである。

TPP交渉でも大きな問題になっている。

UNEP（国連環境計画）

国連の専門機関の一つで、一九七二年にスウェーデンのストックホルムで開催された国連環境会議での決議に基づき、地球環境を守り、人々の暮らしを守るために、一九七三年に設立された。本部はケニヤのナイロビに置かれている。

(5) 世界の大多数の農家が求めるような作物が遺伝子操作によって生み出されたという証拠は何もない。

(6) 植物の遺伝資源を少数の巨大企業の知的所有権として無差別に強奪したことで種子業界が統合され、長期的な植物農業生物多様性と生物多様性が危機にさらされている。遺伝子組み換え動物が実現可能な商品となった場合には、同じ収縮作用が動物の遺伝資源についても起こることは間違いない。

以上です。解決策としてアセスメントが提案していることは、下記の通りです。

(1) 農業生態学的手法に投資することで、世界中の人々への持続可能な食料供給に貢献できるという確固とした証拠がある。

(2) 伝統的な交配やマーカー遺伝子利用による育種などの実証済みの技術にいますぐ再投資すべきである。

(3) 知的所有権の枠組みを緊急に見直すべきである。生物由来物質が特許や特許に準じる方法で保護され続けるのであれば、知的財産の定義と、知的財産を開発する公的機関に対するインセンティブを変える必要がある。

(4) 農産物輸出大国は、食料の安全保障と主権を国外でも推進する貿易援助方針を緊急に採用すべきである。

この報告は、環境の悪化や食糧危機が慢性化しているが、その状況をさらに悪化しかねない遺伝子組み換え作物に未来はなく、有機農業など環境保全型農業に未来を見いだしているのです。

Q55 GMOフリーゾーン運動とはどんなものですか？

遺伝子組み換え作物に対抗して、市民が自分の地域にそのような作物を作らせない地域を宣言させようという運動があると聞きました。どんな運動でしょうか？

ヨーロッパを中心に、世界的にGMOフリーゾーンが広がっています。GMOフリーゾーンとは、遺伝子組み換え（GM）作物を栽培させない地域のことです。厳密にいうと、GMOは遺伝子組み換え生命体を意味するため、その中には家畜や魚、微生物も含まれます。本来は、遺伝子組み換え家畜を禁止し、チーズやワインなどの発酵産業に用いる微生物にも遺伝子組み換え技術を用いてはいけない地域のことです。

しかし、地域の事情などもあり、取り組みは多様です。学校給食から遺伝子組み換え食品を排除したり、スーパーの棚から排除する取り組みを行なっているところもありますが、栽培だけをさせないようにしている地域もあります。

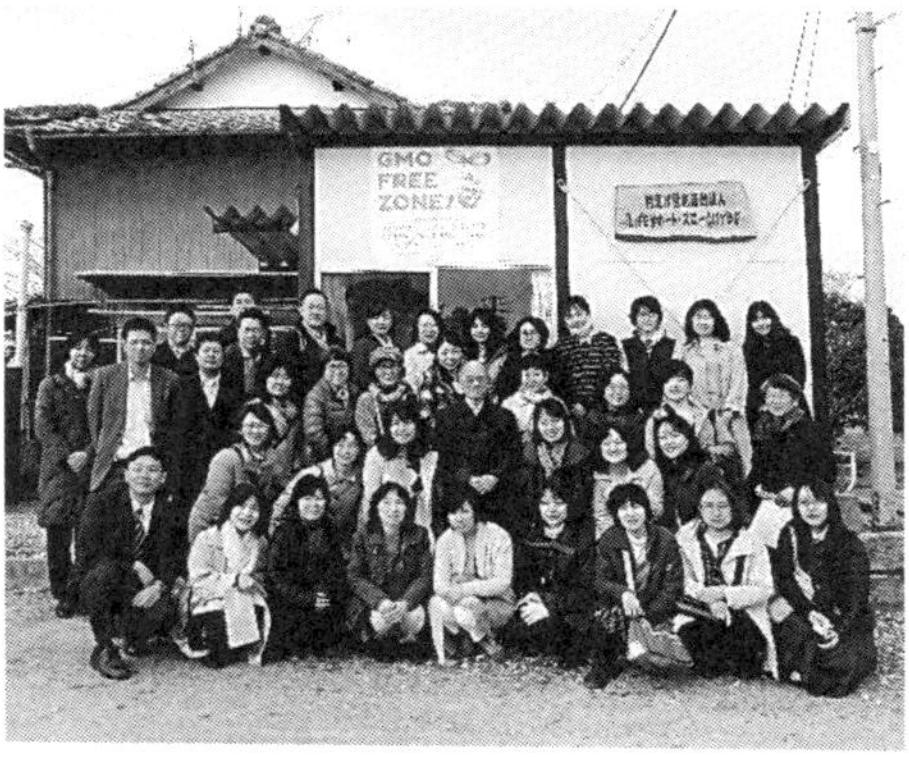

GMOフリーゾーン全国交流集会（二〇一七年、佐賀）

このGMOフリーゾーン運動は、イタリアから発信されました。コンセプトは、多様性です。イタリアからヨーロッパ全土に広がり、ヨーロッパから全世界に拡大しています。

このGMOフリーゾーン運動に最初に取り組んだ人たちは、イタリアのワイン生産者でした。一九九九年には早くも「GMOフリー」キャンペーンが始まり、同国のワイン生産地をつなぎ、四〇〇の地域で「GMOフリーランド」が宣言されました。真っ先にGMOフリー宣言を発した自治体は、トスカーナ州とマルケ州でした。両州はスローフード運動の発祥の地でもあります。遺伝子組み換え作物は、食の画一化をもたらし、輸入食材の流入を促進し、多国籍企業による種子と食料の支配をもたらすとして、イタリアの人たちが立ち上がったのです。

スローフード運動は、ファーストフードが世界中から安い食材を集め、食の画一化をもたらしたのに対抗して、それぞれの国、地域、家庭での食材や食文化の違いを大切にしようという「多様性」をコンセプトに始まった運動です。多国籍種子企業が種子を支配し、世界中を画一化しようとしているのが遺伝子組み換え作物です。GMOフリーゾーン運動は、それに

スローフード運動
一九八〇年代、イタリアのローマにマクドナルドが進出したのがきっかけで始まった。環境に配慮した、多様性を重視した、地域の食文化を大切にする運動。

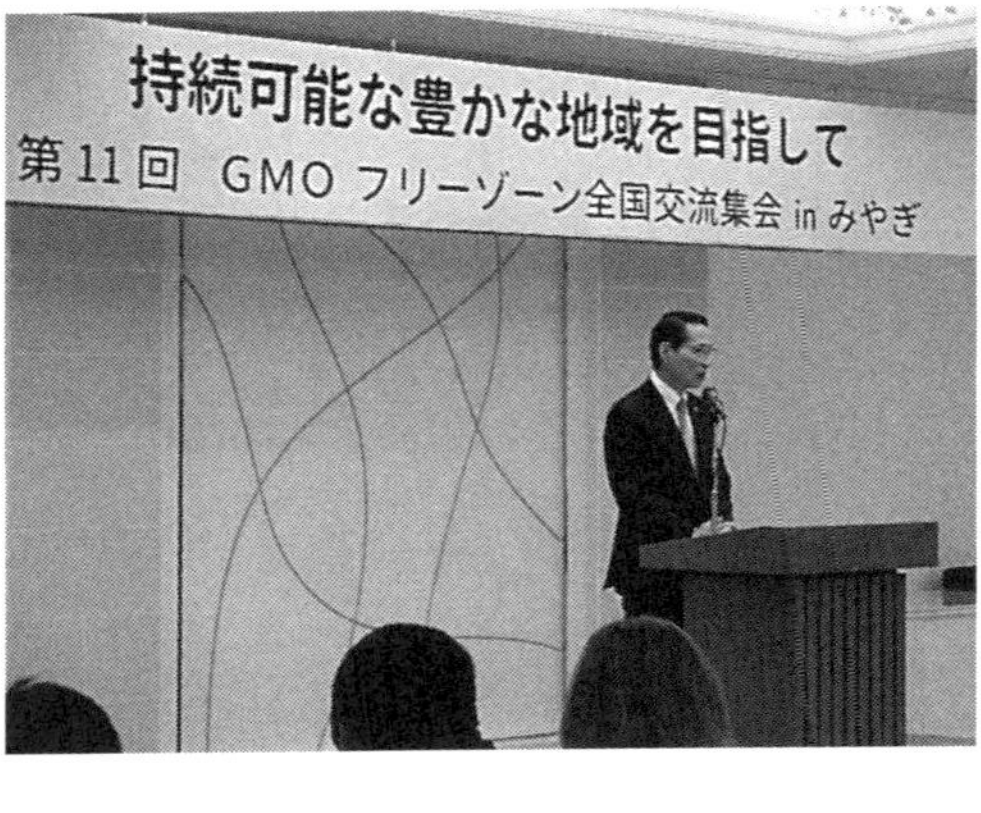

GMOフリーゾーン全国交流集会
（二〇一六年、仙台）

対抗してそれぞれの国、地域、農家がもつ伝統的な種子を守り、食文化の違いを大切にしようという「多様性」をコンセプトに始まった運動です。

こうしてイタリアで、スローフード運動と一体となってＧＭＯフリー宣言自治体が拡大しました。その動きはその後、全ヨーロッパに波及しました。ヨーロッパでは、ドイツ、フランスなど国として栽培を禁止している国が増えています。またポーランド、ギリシャ、オーストリア、ハンガリー、クロアチアではすべての自治体が宣言しており、イタリア、フランスなどでは大半の自治体が、宣言を出しています。また、個人で宣言する農家も多く、スイスのように国民投票によってＧＭＯフリーを決めた国もあります。

このＧＭＯフリーゾーン運動の特徴も、スローフード運動同様、地域自治にあります。画一化をもたらす多国籍企業に対抗するためには、多様性を尊重し、国が宣言するのではなく、自治体が宣言するのです。

ＧＭＯフリーゾーン運動は米国でもカリフォルニア州やバーモント州の地域や自治体、カナダでもバンクーバー島、ユーコン・テリトリーなどが宣言し、アジアでも、インド・ケララ州やフィリピン・ネグロス島などで

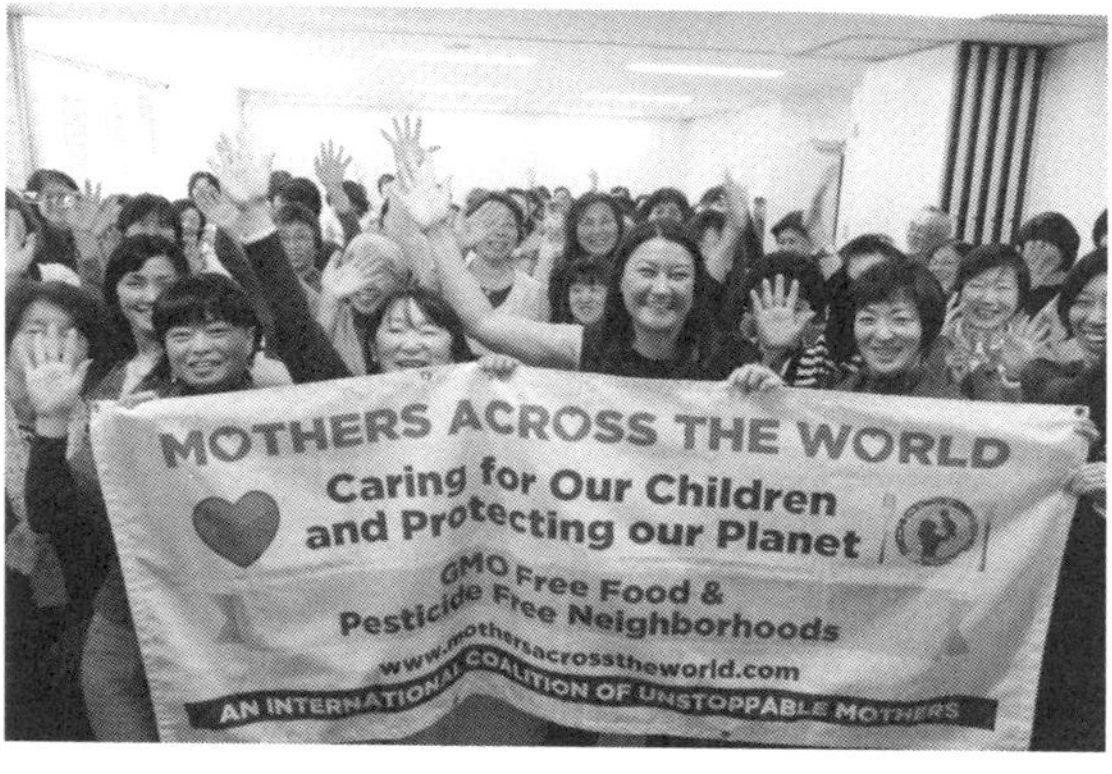
MOTHERS ACROSS THE WORLD
Caring for Our Children
and Protecting our Planet
GMO Free Food &
Pesticide Free Neighborhoods
www.mothersacrosstheworld.com
AN INTERNATIONAL COALITION OF UNSTOPPABLE MOTHERS

米国で母親団体を立ち上げたゼン・ハニーカットさんを中心に集まった日本の母親たち（二〇一六年）

広がっています。

日本でも、二〇〇五年一月二九日、滋賀県高島市新旭町の圃場で、日本のGMOフリーゾーン・キックオフ集会が開催されました。三畳大の看板が立てられ、集会で覆いが取られ、節分が近いこともあって、遺伝子組み換え作物を鬼に見立てた寸劇が演じられました。そこは農薬空中散布に反対し、針江げんき米と名づけられた、環境に配慮したコメづくりを行なってきた農家の圃場です。この地区の農家八軒が共同でGMOフリーゾーン宣言を行ないました。

その後、北海道、山形県など農業県で広がり、全土に波及していき、またたくまに日本の全農地の二%近くにまで広がり、現在は五%を目標に拡大中です。また、毎年GMOフリーゾーン全国交流会が開催されていますが、その地域を中心に面積が拡大しています。日本では、遺伝子組み換え作物は「試験栽培」は行なわれているものの、商業栽培は行なわれていません。GMOフリーゾーン運動は、それをもたらしている原動力の一つになっています。

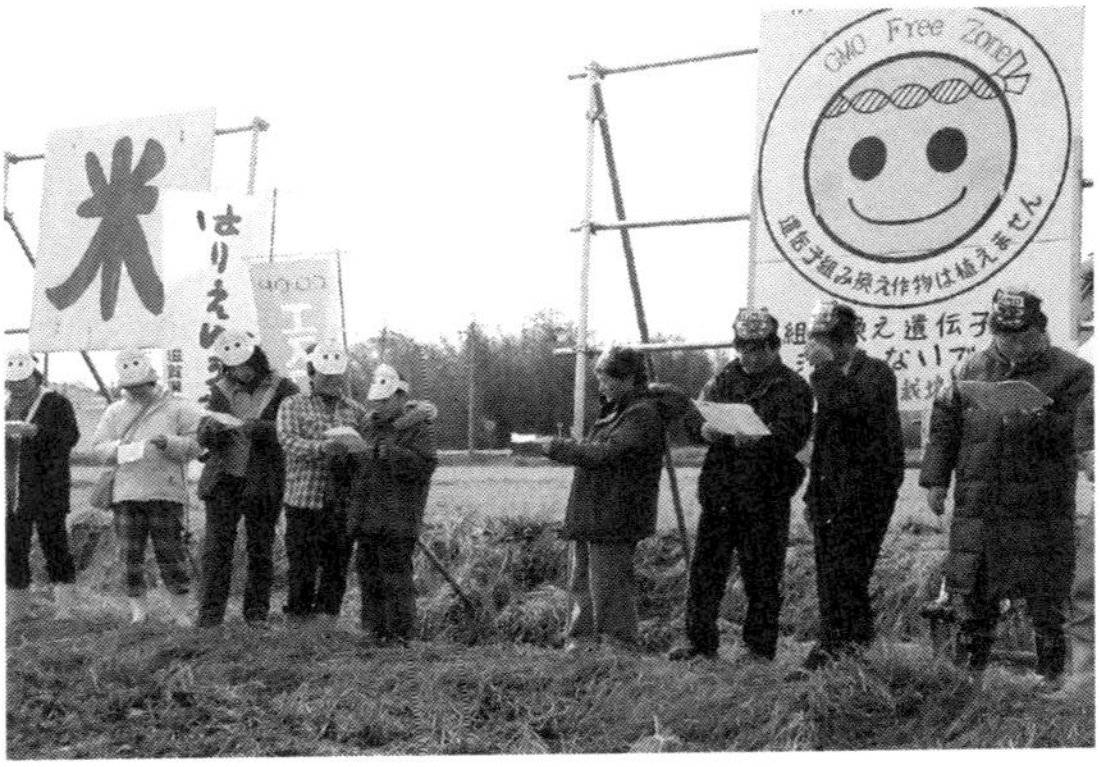

GMO Free Zone
遺伝子組み換え作物は植えません
米

日本でのGMOフリーゾーン運動の立ち上げ集会（二〇〇五年）

Q56 大豆畑トラスト運動というのはどのような取り組みですか？

遺伝子組み換え大豆の輸入が始まった際に、それをもたらした低自給率を改善しようと、消費者が提案した運動があるそうですが、それはどんな運動ですか？

大豆畑トラスト運動は、生産者と消費者が直接つながって、日本の農業の流れを変えていくことが目的で始まった運動ですが、単なる産直運動ではありません。「遺伝子組み換え食品いらない！キャンペーン」が提案した運動で、自給率向上にもつながってきました。現在は、大豆を中心に取り組まれていますが、ナタネ、米などでも取り組まれています。

どのような取り組みかというと、農家は農地をいくつかの区画に区切り、消費者が出資してその一区画でできる生産物の権利を購入します。土地を購入するわけではなく、そこでできる作物の権利を購入するのです。農地は主に、休耕田を使って大豆を作付けしていきます。作り方は基本的に、無農薬・無化学肥料で、消費者も手伝うことで顔の見える関係をつくって

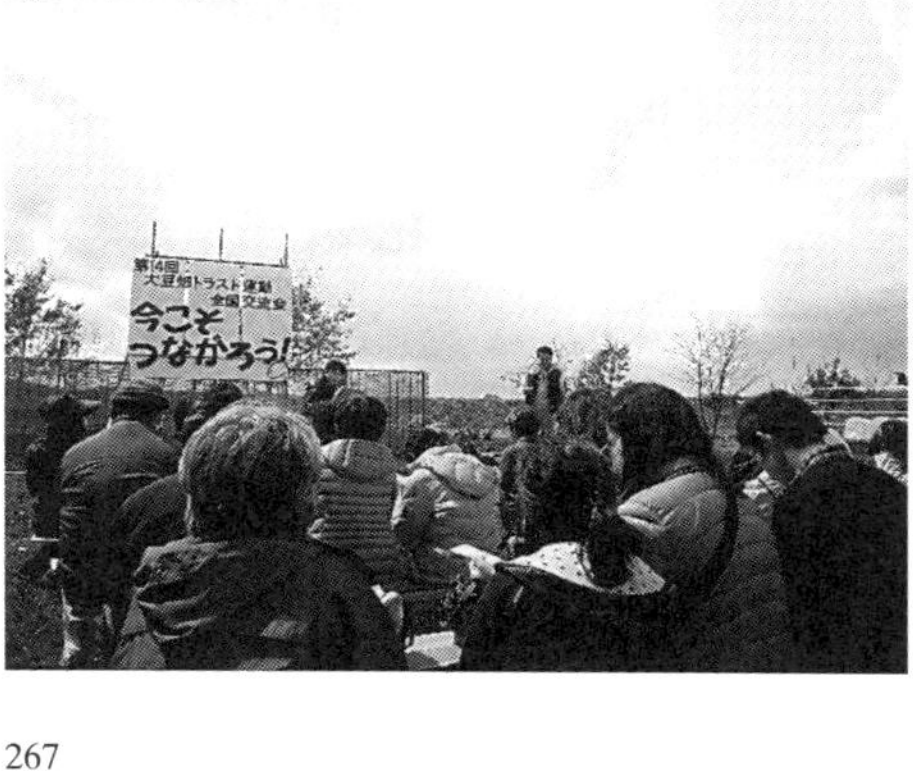

大豆畑トラスト運動全国交流集会（二〇一二年茨城にて）

いくことが前提です。そして権利を購入した区画で収穫された大豆は、その出資した消費者が引き取ります。また、消費者と生産者の間の距離が短いことを原則としています。

このようにすれば、農家はリスクのない農業が可能になり、消費者は安全で美味しい国内産大豆を食べることができ、結果的に自給率向上につながります。この運動は、現在、全都道府県に広がっています。地域的な広がりとともに、味噌や醤油、豆腐などをつくる事業者もかかわり始めたり、手作りの味噌や豆腐をつくる講習会も行なわれたり、運動の幅も広がっています。

大豆の生産は一喜一憂の繰り返しです。北国では大豆の収穫前に雪が降り、壊滅的な打撃を受けることもあります。農薬を使わないため、虫や病気にやられることもあります。楽しいはずの収穫が、たびたび悲しみに転じることがあります。毎年収穫できるまで、その年の出来不出来に一喜一憂するのが常です。

大豆畑トラスト運動では、本来、そのようなリスクは消費者が負担することになっているのです。農家は悩まなくてよいはずです。しかし、大豆

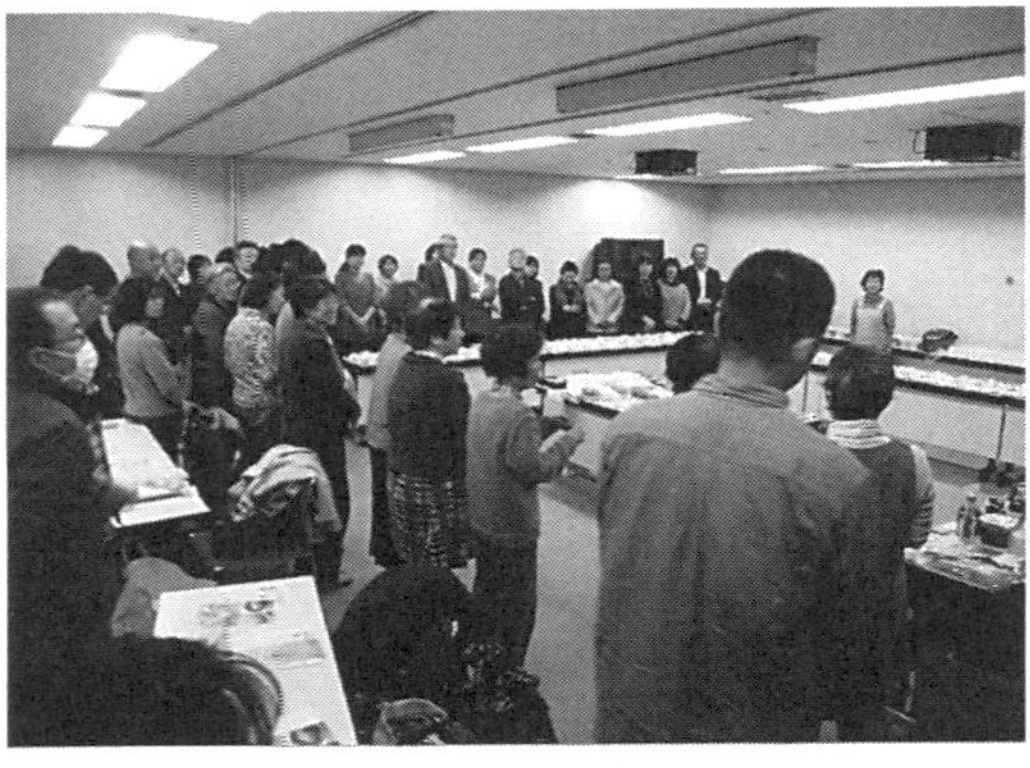

大豆畑トラスト運動年国交流集会（二〇一五年、東京）

が届かなければ、次の年もこの運動に参加してくれるだろうかと、農家は考えてしまい、結局、他の農家から譲ってもらうこともあります。運動の理想と現実の狭間(はざま)で、試行錯誤(しこうさくご)が繰り返されてきました。しかし、最終的には参加する人が「消費者がリスクを負う」という原則を理解することが大切であり、その理解を深めることで運動は広がってきました。

この運動は、従来の一方通行だった産直運動の枠を一歩踏み出し、消費者参加型の地産地消運動として広がりをもってきたのです。この取り組みは、有機農業や環境保護型農業を前提としていることから、地域循環型社会と結びついてきたといえます。毎年、全国交流集会が開催され、情報が交換されます。

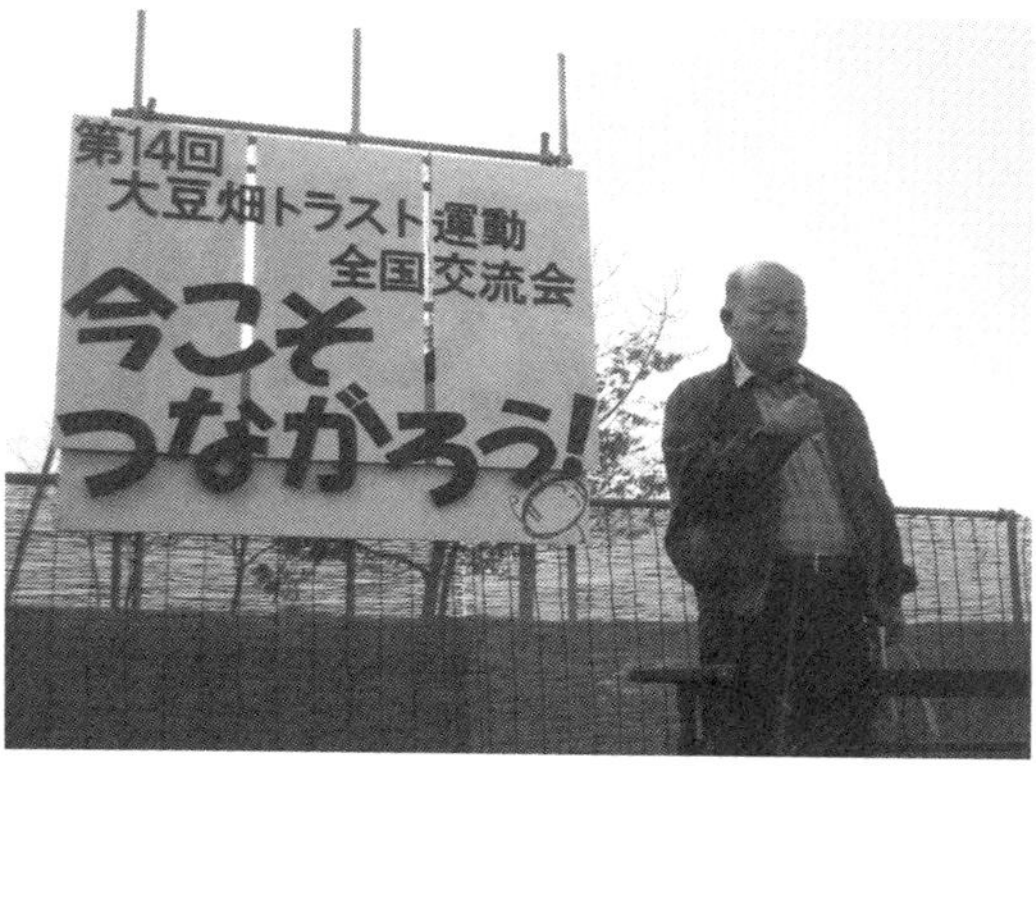

茨城県で開催された大豆畑トラスト運動全国交流集会（二〇一二年）

遺伝子組み換え・ゲノム操作作物・食品関連年表

1990年
この頃、モンサント社など化学企業が種子企業買収に積極的に動く
EU閣僚理事会がGM作物栽培で規制（EC指令）求める

1991年
UPOV（植物の新品種保護国際条約）改正、企業利益強化（3月）
厚生省「GM食品製造指針・安全性評価指針」作成（1月）
この年、米国政府が国家バイオテクノロジー戦略打ち出す（遺伝子特許を戦略化）
米NIH（国立衛生研究所）がDNA特許申請（後に取り下げる）
日本の農水省がイネゲノム解析計画開始（第1期）

1992年
リオ（地球環境）サミットで気候変動枠組条約・生物多様性条約採択（6月）
有機農産物に関する指針制定される（10月）
OECDのGM食品専門委員会（GNE）が実質的同等の概念導入

1994年
米国で日持ちトマト販売（初めて販売されたGM食品）

1995年
WTO（世界貿易機関）体制始まる（1月）農産物の国際流通圧力強まる
特許における国際的ハーモナイゼーション（日米欧三極特許庁協議）

1996年
英国政府が初めてBSE牛から人間への感染を認める（3月）
英国でクローン羊「ドリー」誕生（7月）
BSE問題に絡み食肉の原産地表示が義務付けられる（8月）
GM食品の安全性評価指針つくられ、輸入始まる（表示なし、9月）
遺伝子組み換え食品いらない！キャンペーン設立、反対運動全国化（11月）
この年、米国・カナダでGM作物の本格的栽培始ま

り、日本に輸入される
この年、ゲノム編集技術の第一世代ZFN（ジンクフィンガー）法確立

1997年
製造年月日表示から期限表示へ（4月）
日本で1000を超える自治体がGM食品表示を求める決議

1998年
栄養成分表示が義務付けられる（4月）
改正種苗法公布（11月）
米ベンチャー企業が初めて遺伝子特許取得
日本、第2期イネゲノム解析計画

1999年
日本、国家バイオテクノロジー戦略打ち出す（ゲノム解析に集中投資）
特許G7（先進国特許庁長官非公式会議）始まる

2000年
生物多様性条約・カルタヘナ議定書採択される（1月）
コーデックス委員会バイテク応用部会が千葉県幕張で始まる（3月）
口蹄疫、宮崎県で92年ぶりに発生（3月）
日本でスターリンク事件起きる（5月飼料、10月食品から検出）
この年「健康日本21」始まる
欧州でBSE感染牛が急増・拡大
全加工食品に名称・原材料・内容量・製造者名などの表示義務（4月）

2001年
GM食品表示始まる（大豆・コーン加工食品のみ、4月）
有機認証制度導入に伴い有機JASマーク表示（4月）
GM食品の安全審査が指針から食品衛生法による規制に（4月）
日本で初めてBSE感染牛が確認され発表される（9月）食の安全への関心ピークに
メキシコでトウモロコシ原生種の汚染判明（11月）

2002年
雪印食品による牛肉偽装事件明るみに（1月）
BSE問題に関する調査検討委員会が独立した食品安全機関を提言（4月）
日本ハムが偽装牛肉を焼却処分、証拠湮滅（7月）
JAS法改正により不正表示に対する罰則強化（7月）
市民の抗議によって愛知県で行われていたGM稲の栽培試験中止に（12月）
南部アフリカ諸国、GM作物混入を理由に食料援助

拒否

2003年

カルタヘナ議定書発効（6月）

食品安全基本法が施行され、食品安全委員会がスタート（7月）

GM食品の安全審査、食品安全委員会で行われるようになる（7月）

コーデックス委員会総会で「GM食品（植物）の安全審査基準」採択（7月）

日本政府、カルタヘナ議定書締結（11月）

米国でBSE感染牛が確認され、米国産牛肉輸入停止に（12月）

2004年

山口県で鳥インフルエンザが79年ぶりに確認（1月）

カルタヘナ議定書国内法施行（2月）

日本の消費者が米国・カナダを訪れモンサント社のGM小麦反対の署名提出（3月）

農水省が「GM作物栽培実験指針」作成（3月）

牛肉トレーサビリティ法施行（4月）

EUで新しく厳密なGM食品・飼料の表示制度始まる（4月）

食品安全委員会が牛の全頭検査中止決める（9月）

2005年

GMOフリーゾーン運動、滋賀県で始まる（1月）

北海道で自治体として初めてのGM作物栽培規制条例施行（3月）

GMナタネ自生調査始まる（3月）

新潟県北陸研究センターでのGM稲栽培試験をめぐり裁判始まる（6月）

米国産牛肉の輸入再開決定（12月）

コーデックス・バイテク応用部会でGM動物食品の審議始まる（11月）

香港で開催されたWTO閣僚会議で大規模な抗議デモ起きる（12月）

この年、中国で違法GM稲の栽培行われる（現在に至るまで続く）

2006年

成田空港で脊椎発見、再び米国産牛肉輸入停止に（1月）

新潟県で「GM作物栽培規制条例」施行（5月）

米国産牛肉の輸入再々開決定（7月）

今治市「食と農の街づくり条例」施行（9月）

消費者がオーストラリアを訪れ4州政府にGMナタネ反対の署名提出（10月）

有機農業推進法制定・施行（12月）

2007年

バイオ燃料ブームに便乗して、GM作物拡大、食料

危機発生
コーデックス委員会総会で「GM動物食品の安全審査基準」採択（7月）

2008年
米国FDAがクローン家畜食品を安全と評価、流通を認める（1月）
中国産冷凍餃子事件明るみに（1月）
畜産草地研究所がクローン家畜食品を安全と評価（3月）
独ボンでプラネット・ダイバーシティ開催される（5月）
欧州食品安全庁がクローン家畜食品を安全としながらも、流通は保留（7月）
米国FDAがクローン牛の後代牛が出回っていると発表（9月）
欧州議会がクローン家畜食品流通禁止を求める（9月）

2009年
米国がGM動物食品の安全審査の基準を発表、審査開始（1月）
新型（豚）インフルエンザ騒動起きる（4月）
コメ・トレーサビリティ法成立（4月）
食品安全委員会がクローン家畜食品を安全と評価、厚労省に通知（6月）
消費者庁誕生、食品表示一元化へ（9月）

2010年
宮崎で口蹄疫が発生、家畜が大量に処分される（4-6月）
生物多様性条約締約・カルタヘナ議定書締約国会議が名古屋で開催（10月）
MOP5で名古屋議定書名古屋クアラルンプール補足議定書を採択（10月）
名古屋で「プラネット・ダイバーシティ」開催される（10月）
横浜で開催のAPECで、TPP参加問題起きる（11月）
この年、ゲノム編集技術の第二世代TALEN（タレン）法確立

2011年
3月11日、東日本大震災発生、東電福島第一原発事故発生
放射能汚染拡大、政府「食品暫定基準」を発表（3月〜）
規制・制度改革に係る方針（閣議決定）に基づき食品添加物の承認簡単に（4月）
消費者庁に食品表示一元化検討委員会発足（9月）

ハワイで行われたＡＰＥＣで、日本政府ＴＰＰ協議に参加表明（11月）
ハワイ産ＧＭパパイヤの輸入が承認され、日本に入り始める（12月）

２０１２年
食品中の放射能汚染の基準値変更される（4月〜）
この年、ゲノム編集技術で「ＣＲＩＳＰＲ／Ｃａｓ9」が用いられ始める

２０１３年
日本政府、米国産牛肉の輸入規制緩和（2月）
米オレゴン州で未承認ＧＭ小麦の栽培発見、日韓台が輸入停止措置（5月）
新食品表示法が可決・成立（6月）
日本での牛の全頭検査中止（7月）

２０１４年
学校給食へのノロウイルス汚染事件起きる（1月）
中国で期限切れ鶏肉などの混入事件発覚（7月）
韓国で開催の生物多様性条約締約国会議で合成生物学の規制が焦点に（10月）

２０１５年
米国で遺伝子組み換えリンゴ承認される（2月）
ＩＡＲＣ（国際がん研究機関）が、グリホサートを発がん物質にランク（3月）
食品表示法施行（4月）、機能性表示始まる
台湾で厳密なＧＭ食品表示制度始まる（7月）
ＴＰＰ交渉大筋合意（10月）
米国で遺伝子組み換え鮭承認される（11月）
この年初めてゲノム編集技術による「除草剤耐性ナタネ」米国で作付される

２０１６年
ＴＰＰ調印（2月）
韓国がＧＭ食品表示制度を厳格化（4月）
日本でも食品表示の改正を検討する委員会設置、協議始まる（4月）
バーモント州で米国初のＧＭ食品表示制度導入（7月）
米国連邦議会がバーモント州の表示制度を無効にするＤＡＲＫ法を可決（7月）
米国トランプ大統領が誕生、ＴＰＰからの離脱を表明（11月）
ＥＵが期限を短縮してグリホサートを再承認、加盟国の間で禁止が拡大
この年、独バイエルが米モンサント買収など種子企業の買収・合併相次ぎ発表
米国でデルモンテのＧＭパイナップル承認（12月）

２０１７年
韓国がＧＭ食品表示制度を厳格化（4月）
日本でもＧＭ食品表示改正の検討委員会設置、協議

始まる（4月）

主要農作物種子法廃止が決まる（4月）

ゲノム編集で開発されたシンク能改変稲の栽培試験、茨城県で始まる（5月）

米コロンビア大学がゲノム編集でオフターゲットを報告（6月）

ＲＮＡ干渉法ジャガイモ、日本での流通が承認される（7月）

ＧＭ鮭、カナダですでに流通していることが判明（8月）

米オレゴン健康科学大学がヒト受精卵でゲノム編集実験（8月）

日本で最初の国産ＧＭ食品（トマト）「ミラクリン」安全審査始まる（12月）

この年、米国で新たな除草剤ジカンバで被害拡大

2018年

理化学研などが行ったiPS細胞での網膜移植で有害事象発生（1月）

閣僚会議が統合イノベーション戦略の中でゲノム編集への対応を指示（6月）

スウェーデン・カロリンスカ研究所などがゲノム編集で発がん性促進指摘（6月）

環境省がゲノム編集技術に対するカルタヘナ法での対応検討開始（7月）

欧州司法裁判所がゲノム編集など新技術についてＧＭＯ並の規制判決（7月）

米カリフォルニア州でグリホサート被害者勝訴（8月）

厚労省がゲノム編集技術に対する食品衛生法での対応検討開始（9月）

厚労・文科有識者会議が基礎研究に限りヒト胚でのゲノム編集容認（9月）

中国でゲノム編集による双子の赤ちゃん誕生（11月）

生物多様性条約締約国会議で遺伝子ドライブに予防原則適用決まる（11月）

2019年

中国でゲノム編集したサルのクローン誕生（1月）

環境省・厚労省がゲノム編集適用生物を基本的に規制しないことを確定させる（3月）

〈著者略歴〉

天笠　啓祐（あまがさ　けいすけ）

1970年早大理工学部卒。現在、ジャーナリスト、遺伝子組み換え食品いらない！キャンペーン代表、市民バイオテクノロジー情報室代表、日本消費者連盟共同代表。

主な著書『原発はなぜこわいか』（高文研）、『脳死は密室殺人である』（ネスコ）、『Q&A電磁波はなぜ恐いか』『遺伝子組み換え食品』『ＤＮＡ鑑定』『食品汚染読本』『Q&A危険な食品・安全な食べ方』『世界食料戦争』『生物多様性と食・農』『東電の核惨事』（以上、緑風出版）、『この国のミライ図を描こう』（現代書館）、『くすりとつきあう常識·非常識』（日本評論社）、『いのちを考える40話』（解放出版社）、『バイオ燃料』（コモンズ）、『遺伝子組み換えとクローン技術100の疑問』（東洋経済新報社）、『地球とからだに優しい生き方・暮らし方』（つげ書房新社）、『遺伝子組み換え作物はいらない！』（家の光協会）、『暴走するバイオテクノロジー』（金曜日）『子どもに食べさせたくない食品添加物』（芽ばえ社）ほか多数。

プロブレムQ＆A

ゲノム操作・遺伝子組み換え食品入門

［食卓の安全は守られるのか？］

2019年6月25日　初版第1刷発行　定価1900円＋税

著　者　天笠啓祐 ©

発行者　高須次郎

発行所　緑風出版

〒113-0033　東京都文京区本郷2-17-5　ツイン壱岐坂

〔電話〕03-3812-9420　〔FAX〕03-3812-7262　〔郵便振替〕00100-9-30776

［E-mail］info@ryokufu.com

［URL］http://www.ryokufu.com/

装　幀　斎藤あかね　カバーイラスト　Nozu

組　版　R 企 画　印　刷　中央精版印刷・巣鴨美術印刷

製　本　中央精版印刷　用　紙　大宝紙業・中央精版印刷　E1200

Keisuke AMAGASA© Printed in Japan　ISBN978-4-8461-1910-2　C0336

プロブレムQ&A
危険な食品・安全な食べ方
[自らの手で食卓を守るために]
天笠啓祐著

A5変並製
一八四頁
1700円

狂牛病、鳥インフルエンザ、遺伝子組み換え食品の問題など、食を取り巻く環境はますます悪化している。本書は、このような事態の要因を様々な問題を通して分析、食の安全と身を守るにはどうしたらよいかを具体的に提言する。

プロブレムQ&A
遺伝子組み換え食品入門〔増補改訂版〕
[必要か 不要か? 安全か 危険か?]
天笠啓祐著

A5変並製
二〇二頁
1800円

バイオテクノロジーの応用が進み、自然界になかったものが作られ生態系への影響や食の安全が脅かされている。遺伝子組み換え食品は、免疫機能の低下、次世代への悪影響が指摘され、危険性が世界的な批判を浴びている。

プロブレムQ&A
問い直す差別の歴史
[ヨーロッパ・朝鮮賤民の世界]
小松克己著

A5変並製
二〇〇頁
1700円

中世ヨーロッパや朝鮮でも日本の「部落民」同様に差別を受け、賤視される人々がいた。本書は、人権感覚を問いつつ「洋の東西を問わず、歴史の中の賤民(被差別民)は、どういう存在であったか」を追い、差別とは何かを考える。

プロブレムQ&A
許されるのか? 安楽死
[安楽死・尊厳死・慈悲殺]
小笠原信之著

A5変並製
二六四頁
1800円

高齢社会が到来し、終末期医療の現場では安易な「安楽死ならざる安楽死」も噂される。本書は、安楽死や尊厳死をめぐる諸問題について、その定義から歴史、医療、宗教・哲学まで、様々な角度から解説。あなたなら、どうする?

プロブレムQ&A
電磁波・化学物質過敏症対策[増補改訂版]
[克服するためのアドバイス]
加藤やすこ著/出村　守監修

A5変並製
二〇四頁
1700円

近年、携帯電話や家電製品からの電磁波や、防虫剤・建材などからの化学物質の汚染によって電磁波過敏症や化学物質過敏症などの新しい病が急増している。本書は、そのメカニズムと対処法を、医者の監修のもと分かり易く解説。

プロブレムQ&A
危ない携帯電話[増補改訂版]
[それでもあなたは使うの?]
荻野晃也著

A5変並製
二三二頁
1900円

携帯電話が普及している。しかし、携帯電話の高周波の電磁場は電子レンジに頭を突っ込んでいるほど強いもので、脳腫瘍の危険が極めて高い。本書は、政府や電話会社が否定し続けている携帯電話と電波塔の危険を易しく解説。